PRIMEROS AUXILIOS

Un manual práctico para afrontar cualquier emergencia

Nathan Orwell

Sumario

INTRODUCCIÓN

Por desgracia, los accidentes son frecuentes en la vida cotidiana. Pueden ocurrir en muchas circunstancias diferentes, como en la calle, en la oficina, en casa, en un campamento o en un centro comercial.

Como las situaciones en las que podemos enfrentarnos a una emergencia son diversas, es importante que cada uno de nosotros esté preparado para ayudar.

Los accidentes pueden ser de distinta naturaleza y obedecer a diferentes causas o sucesos, cada uno de los cuales requiere un método diferente de abordar los primeros auxilios.

En este libro cubriremos la mayoría de las posibles situaciones de emergencia, como problemas respiratorios, accidentes, lesiones, fracturas, mordeduras o picaduras de insectos, ataques cardíacos, reacciones alérgicas o quemaduras.

Juntos repasaremos, paso a paso, cuáles son los procedimientos, los tratamientos y las curas de cada una de estas afecciones, para que tengas todas las herramientas necesarias para poder ayudar a las personas en apuros.

Para facilitar la consulta cuando sea necesario, los capítulos están divididos según la categoría o los órganos afectados. Para cada condición médica, encontrará una breve introducción, los posibles síntomas asociados y una guía detallada con instrucciones para su tratamiento.

CAPÍTULO 1
INTRODUCCIÓN AL PRIMER AUXILIOS

1.1 ¿QUÉ SON LOS PRIMEROS AUXILIOS?

Los primeros auxilios abarcan todas las acciones que una persona puede llevar a cabo para ayudar a alguien herido o enfermo. Es importante destacar que los primeros auxilios no sólo se ocupan de la persona en apuros, sino que también se aseguran de que las demás personas presentes también estén a salvo.

Durante una intervención de primeros auxilios, las prioridades a tener en cuenta son las siguientes:

- **Evaluar la situación** rápidamente y manteniendo la calma,
- **Protegerse** de posibles peligros
- **Prevenir** posibles infecciones,
- **Evaluar la lesión** o el tipo de enfermedad,
- **Practicar** las técnicas de primeros auxilios,
- En los casos más graves, **contactar los números de emergencia** inmediatamente.

Preparación de una intervención de primeros auxilios

Cuando se interviene en una situación de emergencia, es importante ser consciente del propio estado mental y físico, especialmente en casos de estrés.

Un enfoque tranquilo y atento es fundamental para construir una relación de confianza entre el socorrista y las personas presentes; sólo así podrá dar y recibir indicaciones que le permitan gestionar la situación de la mejor manera posible.

Aprender a mantener las emociones y reacciones bajo control también permite concentrarse plenamente en la víctima del accidente, sin que la mente se distraiga con factores negativos como el estrés, el miedo o la ansiedad.

El enfoque en estos casos debe ser empático pero al mismo tiempo seguro y decidido, para que la víctima y los posibles testigos estén dispuestos a proporcionar información que podría ser crucial para determinar el tipo de intervención necesaria.

En resumen, los elementos clave para abordar eficazmente los primeros auxilios son los siguientes:

- **Mantener la calma** durante todo el proceso,
- **Ser consciente** de los posibles riesgos para los presentes,
- **Construir y mantener una relación de confianza** con la víctima y los testigos,
- **Dar el tratamiento inicial** según la situación,
- **Contactar los números** de emergencia.

La importancia de mantener la calma

Mantener la calma, especialmente en circunstancias graves, es lo más difícil. Por este motivo, es importante que seas sincero contigo mismo y evalúes qué situaciones pueden causarte estrés, ansiedad o miedo. Una vez identificados, es necesario pensar en posibles formas de superarlos. Por ejemplo, puedes participar en un curso de primeros auxilios o hablar con expertos o voluntarios que trabajen en la Cruz Roja y preguntarles cómo se enfrentan a determinadas situaciones.

Analizar y superar los propios miedos es un paso estrictamente personal pero necesario para poder ayudar a las personas en dificultades o en una situación de emergencia.

El aspecto psicológico no debe subestimarse, ya que es el elemento clave para establecer una relación positiva con la víctima. Especialmente en una emergencia, el cuerpo inicia reacciones físicas destinadas a la supervivencia. Libera hormonas que pueden desencadenar diversas reacciones instintivas como la congelación, el deseo de huir o de reaccionar. Este proceso desencadena una respuesta en el organismo que suele traducirse en una aceleración de los latidos del corazón, una respiración rápida y una sensación de calor con la consiguiente sudoración.

Estos síntomas entran en la categoría de ataques de pánico o cuando uno se siente bajo presión y no sabe qué hacer. Es una reacción natural y frecuente, sobre todo en personas que no tienen experiencia en primeros auxilios y que, por tanto, pueden sentirse abrumadas por la situación.

En estos casos, es fundamental no dejarse llevar por las emociones y tratar de aplicar un enfoque racional: parar, respirar profundamente y reflexionar sobre lo que podría ayudar a sentirse más tranquilo, trayendo a la mente las prioridades de primeros auxilios y centrándose en ellas.

Sólo una mente tranquila mantiene la lucidez necesaria para pensar con claridad.

1.2 PROTEGERSE DE LAS INFECCIONES

Cuando se está en una operación de primeros auxilios, es importante protegerse a sí mismo y a la víctima de la infección tomando todas las precauciones necesarias para evitar la transmisión de bacterias y virus entre las personas implicadas.

La sangre es una de las principales vías de transmisión de enfermedades y bacterias, por lo que es fundamental tener el máximo cuidado si hay heridas o cortes, incluso los más superficiales.

En general, tomar precauciones como lavarse las manos y usar guantes es suficiente para garantizar una buena protección, ya que actualmente no hay pruebas científicas que indiquen la transmisión de los virus transmitidos por la sangre a través de la respiración.

Es importante evitar las heridas punzantes de jeringuillas y agujas o cortarse con cristales en el lugar de los hechos. Si esto ocurre, lave inmediatamente la parte del cuerpo con abundante agua y busque asistencia médica.

Reducir el riesgo de infección

Hay ciertas precauciones que es bueno tener en cuenta para intentar minimizar el posible riesgo de infección entre las personas presentes en el lugar. Específicamente:

- **No respirar, toser o estornudar** cerca o sobre las heridas,
- **No entrar en contacto directo con las heridas** ni con la ropa sobre la herida,
- **Cubrir las posibles heridas o cortes** en las manos con un esparadrapo o gasa,

- **Lávese las manos y use guantes desechables**. Si no dispone de ellas, utilice bolsas de plástico limpias para cubrirse las manos mientras se venda la herida.
- Si se trata de grandes cantidades de sangre o fluidos corporales, **ponerse un delantal de plástico**.
- **Tirar la basura** de forma segura.

Lavarse las manos

Siempre que sea posible, es preferible lavarse las manos con jabón antes y después de entrar en contacto con la víctima. Las manos deben lavarse durante al menos 20 segundos, prestando atención a todas las partes: palmas, dedos, muñecas y uñas. Si no se dispone de agua y jabón, se pueden sustituir por gel desinfectante hasta que se disponga de agua y jabón.

Cómo lavarse las manos

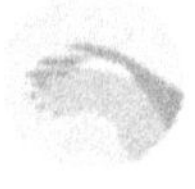

Mójate las manos bajo el grifo y añade un poco de jabón en la palma

Frote la palma de la mano izquierda contra el dorso de la mano derecha y viceversa

Entrelaza los dedos de ambas manos para que el jabón pueda pasar entre ellos

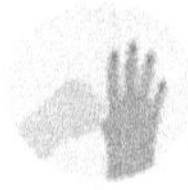

Frotar el pulgar izquierdo en la palma de la mano derecha y viceversa

Frotar los dedos y las uñas de la mano izquierda contra la palma de la manoderecha y viceversa

Utilizar guantes de protección

Además de lavarse las manos, el uso de guantes desechables aumenta la protección frente a posibles infecciones, especialmente en situaciones en las que se produce un derrame de sangre u otros fluidos corporales. En caso de duda o incertidumbre, se recomienda llevarlos. Lávese, desinféctese las manos y póngase los dispositivos de protección desechables. Pueden retirarse inmediatamente después de terminar el procedimiento, teniendo cuidado de no tocar las partes externas.

Los guantes sólo deben utilizarse para asistir a una víctima, y si hay más de un herido, deben cambiarse. Por último, se recomienda el uso de guantes sin látex, ya que algunas personas son alérgicas a este material y pueden tener reacciones alérgicas que provoquen un shock anafiláctico.

Una vez que la víctima ha sido tratada, es esencial eliminar los materiales de desecho de forma segura para evitar la infección. El material médico usado debe desecharse en una bolsa especial y sellarse cuidadosamente. Si se han utilizado objetos punzantes, como agujas o jeringuillas, y no se dispone de una caja especial, pueden colocarse dentro de un bote y sellarse.

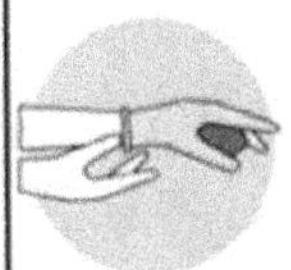
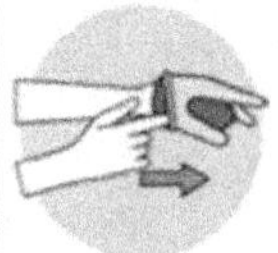
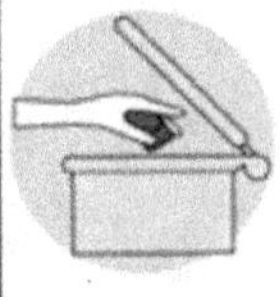

1.3 INTERACCIÓN CON EL SUJETO

Las personas que son víctimas de un accidente o de otros sucesos
que minan su salud suelen estar asustadas. La tarea del socorrista
es mantener la calma y hacerse cargo de la situación. Si hay varias
víctimas, es importante identificar a la persona con las lesiones más
graves y darle prioridad.

Confianza

La primera forma de establecer la confianza es presentarse y
preguntar a la persona a la que se asiste su nombre o cómo desea
que le llamen. Repetir su nombre al dirigirse a la persona herida es
útil para calmarla y hacer que se sienta protegida.

Si la persona está tumbada o sentada, se recomienda arrodillarse o sentarse a su lado para estar al mismo nivel y poder mantener el contacto visual durante la interacción.

Es fundamental tratar a los heridos con respeto y dignidad, explicándoles lo que está ocurriendo y cuáles serán los siguientes pasos. Es aconsejable explicarles el procedimiento previsto y pedirles su consentimiento o, si es posible, darles a elegir. Por ejemplo, pueden decidir si se tumban o se sientan.

Comunicación

Además de utilizar frases y palabras sencillas para la comunicación verbal, es importante utilizar los sentidos para obtener otra información útil.

- **Utilizar el contacto visual** para hacer sentir su presencia,
- **Utilizar un tono de voz tranquilo y seguro** para que los implicados puedan escuchar,
- **No hables demasiado rápido**, para evitar malentendidos,
- **Utilizar un lenguaje sencillo** caracterizado por frases cortas y palabras de uso común,
- **Asentir con la cabeza y dar señales claras de escucha** y comprensión cuando la víctima o los testigos hablan,
- **Comprobar que la persona entiende** lo que decimos y pedir que se confirme su opinión,
- **Utilizar gestos tranquilos**, evitando movimientos bruscos que puedan asustar o agitar al sujeto,
- **No interrumpas al sujeto**, pero escucha y repite lo que dice para asegurarte de que lo ha entendido correctamente.

En general, es importante comprobar cómo reacciona el sujeto a la intervención. Cada persona es diferente y reacciona de forma distinta, por lo que es fundamental observar y comprender el estado de ánimo de la víctima y adaptar tu comportamiento con acciones y gestos que generen confianza y tranquilidad en ella.

Es necesario permanecer con la persona hasta que llegue otra ayuda, ya sean amigos o la ambulancia. Incluso durante el tiempo de espera, es esencial asegurarse de que la víctima no se sienta sola o asustada, utilizando gestos y palabras para distraerla.

Qué hacer si la persona rechaza la asistencia

Puede ocurrir que una persona herida o enferma rechace la ayuda o la asistencia, probablemente porque se sienta enfadada o confundida por lo ocurrido. En estas circunstancias, es importante ser sensible y utilizar la empatía para hacer entender a la persona que su reacción es comprensible.

Por desgracia, no siempre es posible ayudar a una persona que necesita asistencia. Si la persona sigue rechazando la intervención, es aconsejable permanecer a una distancia segura hasta que

 hasta que él/ella dé permiso para acercarse. Evite discutir o hacer juicios severos; en su lugar, comunique con calma por qué cree que se necesita ayuda.

Si la persona sigue negándose a recibir ayuda pero se encuentra en un estado médico grave, llame a los números de emergencia y explique lo sucedido. Observe a la víctima manteniendo la distancia hasta que llegue la ayuda.

Colaboración con los presentes

Sobre todo en situaciones de emergencia, es posible que tenga que realizar varias acciones al mismo tiempo. En estos casos, es posible implicar a los presentes que se han precipitado y pedirles ayuda en tareas sencillas como:

- **Hacer que la zona sea segura** controlando el tráfico o manteniendo alejados a los curiosos,
- **Llamar a los números de emergenci**a para obtener ayuda,
- **Llevar herramientas de primeros auxilios**, como un kit o un desfibrilador,
- **Ayuda a preservar la privacy** de la persona herida, por ejemplo, sujetando una manta o una tela que pueda ocultarla de los transeúntes,
- **Comprueba si hay alguna hemorragia** ejerciendo presión sobre la zona afectada,
- **Transportar a la víctima** a un lugar más seguro si el accidente ha ocurrido en lugares peligrosos, en la calle por ejemplo.

En cualquier caso, es importante recordar que no todas las personas han hecho un curso de primeros auxilios o han leído libros al respecto. Hay que tenerlo en cuenta, ya que pueden tener reacciones de estrés o miedo ante la situación, en cuyo caso es bueno tranquilizarles y darles instrucciones claras que les ayuden a gestionar sus emociones y a ser útiles.

Recogida de información útil

Cuando se prestan los primeros auxilios, es fundamental anotar mentalmente la información obtenida durante la intervención para poder comunicarla a los socorristas cuando lleguen.

Por ejemplo, es importante llevar un registro de la hora de los acontecimientos o de la duración de determinadas situaciones clínicas, como la pérdida de conciencia o la hemorragia.

A continuación se ofrece una lista de información útil que debe recogerse cuando se presten primeros auxilios:

- **Información básica sobre la persona lesionada**, como nombre, fecha de nacimiento, contactos de emergencia,

- **Dinámica del accidente o de la enfermedad** contada por la víctima o los testigos,
- **Breve descripción de las lesiones** o traumatismos observados,
- **Comportamiento anormal** o cambios de actitud ocurridos durante el tratamiento,
-**Tratamientos administrados a la persona lesionada**, con detalles de cómo y cuándo se administraron,
- **Control de los signos vitales**, es decir, respiración, pulso y estado de conciencia,
 -**Historial médico**, si la víctima o los testigos informan de alguna condición médica preexistente,
- **Medicamentos tomados por el sujeto**, si se revelan,
-**Contactos personales**, para poder ponerse en contacto en caso de que se necesiten más detalles.

1.4 CONTACTAR LOS NÚMEROS DE EMERGENCIA

Actualmente el número de emergencias de todo tipo en España es el **112**, y también es el teléfono único de emergencia para toda la Unión Europea. Esta última es una centralita que atiende las llamadas de emergencias de todo tipo: sanitarias, incendios, situaciones de peligro, etc. En este caso, el operador preguntará por la necesidad y dirigirá la llamada al Servicio de Urgencias y Emergencias Médicas.

El número específico para emergencias médicas es el **061** y, por extensión, la denominación del propio Servicio de Urgencias y Emergencias Sanitarias en varias comunidades autónomas de España. La diferencia es que el primer número es gratuito y el segundo no.

En ambos casos es importante no colgar hasta que el operador lo diga explícitamente. En el caso de que esta tarea se haya encomendado a otra persona, hay que ser claro a la hora de explicar la importancia de la llamada, invitándole a informar de todo lo que se diga durante la conversación. Siempre que sea posible, active el altavoz para que sea más fácil seguir las instrucciones del sanitario. Las llamadas a los números de emergencia siguen protocolos precisos que exigen una serie de preguntas estándar a los llamantes.

En concreto, las informaciones solicitadas son las siguientes:

- **Lo que sucedió**, es decir, los detalles de la dinámica del accidente,
- **Dónde ocurrió**, es decir, la dirección o el lugar exacto donde se produjo el incidente,
- **Número de teléfono** de contacto en caso de necesidad,
- **Número de personas involucradas**, si fue un accidente y no una enfermedad,
- **Sexo de la persona lesionada**,
- **Edad de la persona lesionada**,
- **Estado de conciencia** de la persona lesionada,
- **Capacidad respiratoria** del accidentado.

Durante la conversación es fundamental mantener la calma y responder a las preguntas con claridad y precisión. Permanezca en la línea hasta que el operador diga que es posible terminar la conversación, ya que puede necesitar información adicional para activar correctamente el rescate.

Mientras esperas, es importante que te asegures de mantener la zona libre de coches o personas. En caso de que sea de noche y se haya solicitado ayuda en una casa, es aconsejable encender las luces exteriores y marcar claramente la casa.

Cuándo llamar a los números de emergencia

✓ Enfermedad grave

✓ Accidentes de tráfico, domésticos, laborales, deportivos, etc.

✓ Admisiones de emergencia

✓ Accidentes de tráfico, domésticos, laborales, deportivos, etc.

Cuándo no llamar a los números de emergencia

✗ Admisiones no urgentes

✗ Situaciones no urgentes en las que no hay peligro

En Estados Unidos y México, el número de teléfono único para cualquier emergencia es el **911.**

1.5 REACCIONES POSTERIORES A LA INTERVENCIÓN

Para muchas personas, aprender técnicas de primeros auxilios significa tener el conocimiento de que pueden marcar la diferencia en la vida de los demás.

Ayudar a alguien en apuros puede, sin duda, generar una serie de reacciones y emociones positivas. Por otro lado, puede requerir estar en situaciones de estrés que tienen un fuerte impacto emocional y pueden minar la salud mental y física.

Cada persona reacciona de manera diferente, y algunas personas son más sensibles que otras. Aprender a entenderse a sí mismo y a reconocer las emociones es un paso necesario para encontrar la mejor solución para mantener el equilibrio interior.

Prestar primeros auxilios puede ser una experiencia muy emotiva. En cualquier caso, después de ayudar a la persona en apuros, dependiendo de la situación y del tipo de incidente, se puede experimentar una mezcla de emociones que van desde la satisfacción, la confusión, la tristeza, la preocupación y el miedo.

Pueden aparecer flashes que llevan a revivir la situación afrontada. En estos casos, es útil hablar de ello con alguien de confianza, contando lo sucedido y las emociones que se sienten en relación con el incidente.

No hay que ignorar los sentimientos negativos; al contrario, es bueno abrirse con personas de confianza o que hayan pasado por una experiencia similar. Esto es especialmente importante si la operación de primeros auxilios no ha tenido el resultado deseado a pesar de haber hecho todo lo posible y haber seguido los procedimientos correctos.

CAPÍTULO 2
EVALUACIÓN DE LA ASIGNATURA

2.1 FUNDAMENTOS BÁSICOS DE LOS PRIMEROS AUXILIOS

Cuando se presta asistencia a personas enfermas o heridas, es necesario recordar 3 acciones básicas y útiles para evitar posibles retrasos en el rescate:

- **Comprender el problema** que aqueja a la persona,
- **Tratar las condiciones clínicas** identificadas, dando prioridad a los más importantes para las funciones vitales,
- **Planificar los siguientes pasos**, como llamar a los números de emergencia, elegir el tipo de tratamiento o, en casos menos graves, recomendar la visita a un médico.

2.2 MÉTODOS DE EVALUACIÓN

Al evaluar el estado de salud de una persona, el primer paso es comprobar si hay problemas que pongan en peligro su vida. Estas afecciones deben abordarse de una en una en el siguiente orden: vías respiratorias, respiración, circulación sanguínea.

La evaluación puede dividirse en varios pasos que uno puede decidir abordar o no en función de la situación y el estado de la persona a la que se ofrece apoyo.

Obviamente, en el caso de situaciones críticas, la prioridad será mantener a la persona con vida y no habrá tiempo ni forma de hacerle preguntas en profundidad sobre su historial clínico. Por el contrario, en el caso de los accidentes más leves en los que no hay lesiones graves, se dispondrá de más tiempo para investigar la situación clínica y las dinámicas del accidente.

Evaluación primaria

La evaluación primaria se refiere a una evaluación inicial rápida de la persona y tiene como objetivo identificar y tratar las condiciones que amenazan la vida.

En los casos de accidentes leves en los que la persona está consciente y sólo tiene lesiones leves, la realización de esta evaluación será bastante rápida y sencilla. Sin embargo, en los casos más graves, puede tardar más tiempo.

El enfoque a seguir es el llamado **ABC**, un acrónimo que indica los siguientes elementos clave:
- AIRWAYS, es decir, las vías respiratorias;
- BREATHING, es decir, la respiración ;
- CIRCULATION, es decir, la circulación sanguínea y hemorragias.

AIRWAYS, vías respiratorias tracto respiratorio

El primer punto de la evaluación requiere la comprobación de las vías respiratorias y la columna cervical del sujeto. En concreto, debe observarse si las vías respiratorias están abiertas y el aire puede circular correctamente. Si el sujeto está alerta y le habla, significa que las funciones funcionan correctamente. En situaciones en las que el sujeto está inconsciente, esta es una comprobación esencial, ya que las vías respiratorias pueden estar obstruidas. La prioridad es siempre restablecer la correcta circulación de oxígeno.

BREATHING, respirar

¿Respira correctamente el sujeto? Es importante observar, escuchar y sentir la respiración. Si la víctima está consciente y conversa normalmente, significa que la respiración funciona. En cualquier caso, es necesario comprobar su ritmo y profundidad.
En el caso de sujetos inconscientes, la falta de respiración hará que se detengan los latidos del corazón. En estas circunstancias, es esencial iniciar inmediatamente las maniobras de compresión torácica y reanimación cardiopulmonar (RCP).

CIRCULATION, circulación sanguínea

Las enfermedades o los accidentes que socavan la circulación sanguínea pueden tener consecuencias incluso fatales. En los casos graves, como los de las hemorragias severas, debe darse prioridad al tratamiento de esta afección antes que al de la respiración y las vías respiratorias.

Evaluación secundaria

La evaluación secundaria puede iniciarse cuando el estado del sujeto es estable o se han tomado medidas para restablecer las funciones vitales tras la evaluación primaria del ABC.

Esta evaluación requiere identificar y analizar otras lesiones menores en el cuerpo. Esto se hace de pies a cabeza, haciendo preguntas al sujeto o a los testigos presentes en el lugar de los hechos.

Es importante tomar nota de todo lo que se observa, para poder proporcionar toda la información a la ayuda en cuanto llegue.

La evaluación secundaria incluye otros dos pasos de la evaluación ABC:

- Disability, es decir, problemas neurológicos;
- Examine, es decir, examinar el tema.

Los objetivos de estos dos elementos adicionales son averiguar qué causó el accidente o la enfermedad, los síntomas que lo precedieron y los signos que pueden encontrarse en el cuerpo de la víctima.

Reconstrucción

La reconstrucción del incidente es esencial para encontrar dos respuestas que son esenciales para el tratamiento del paciente.

- La primera respuesta se refiere a la dinámica que provocó el accidente y puede obtenerse del sujeto o de los testimonios de los presentes. Es importante verificar que lo que se cuenta corresponde a la verdad y no son opiniones o puntos de vista subjetivos.
- La segunda respuesta, en cambio, está relacionada con el historial médico de la persona implicada en el accidente y requiere recabar información sobre cualquier enfermedad

preexistente, condiciones físicas, alergias, medicación tomada, última comida y comienzo de la enfermedad.

Síntomas

Los síntomas son las sensaciones que la persona siente y describe a los socorristas. Hay que tratar de obtener el mayor número de detalles posible, por ejemplo, identificando el punto exacto de donde surge una molestia o dolor, si es un dolor constante o intermitente, si es profundo o superficial, si empeora o disminuye con el tiempo, etc.

A menudo también se presentan otros síntomas como náuseas, rigidez, frío, calor o sed. Escuche atentamente todo lo que le comunique el sujeto.

Signos físicos

Los signos son las pruebas físicas en el cuerpo de la víctima del accidente y pueden corresponder a hematomas, hemorragias, esguinces o deformidades. Para observar estos signos es necesario utilizar todos los sentidos y comparar la parte del cuerpo lesionada con la parte del cuerpo no lesionada.

En algunos casos, la persona puede no ser capaz de realizar funciones normales como ponerse de pie o mover las extremidades. Observe el problema, pero no intervenga hasta que se haya completado el examen del cuerpo: puede haber otras condiciones presentes que requieran atención prioritaria sobre lo que se ha notado hasta ahora.

2.3 CONTROL DE LOS PARÁMETROS VITALES

Mientras se espera la ayuda, puede ser necesario comprobar la respiración, el pulso y el estado de conciencia. Esta información puede ser útil para detectar el problema o señalar cambios en el estado de salud del sujeto.

Control de la reactividad

Una enfermedad o lesión puede afectar al cerebro, alterando la capacidad de una persona para responder a determinados estímulos.

El control puede realizarse siguiendo los siguientes pasos:

1. ¿Está el sujeto alerta? ¿Tiene los ojos abiertos y responde correctamente a las preguntas?

2. ¿Responde el sujeto a la voz? ¿Puede abrir los ojos, seguir instrucciones y responder a preguntas sencillas?

3. ¿Reacciona el sujeto al dolor? ¿Abre los ojos o se queja si le pellizcan el lóbulo de la oreja?

4. ¿Responde el sujeto a algún estímulo o está inconsciente?

Control de la respiración

La respiración es un parámetro vital esencial y por ello debe ser monitorizada continuamente hasta que llegue la ambulancia. Preste atención a cualquier dificultad respiratoria o ruido anormal que se produzca durante la inhalación o la exhalación.

En los adultos, el rango de respiraciones por minuto es de 12 a 16, mientras que en los niños es de 20 a 30 respiraciones por minuto.

Mientras escuchas y observas la respiración, controla los siguientes parámetros:

1. **Frecuencia**: el número de respiraciones por minuto;
2. **Profundidad**: las respiraciones son profundas o superficiales;
3. **Facilidad**: las respiraciones son suaves o hay dificultad o dolor;
4. **Ruido**: la respiración es tranquila o ruidosa, tipo de sonidos emitidos.

Control del pulso

El latido del corazón crea pulsaciones sanguíneas que se pueden observar o sentir en las arterias más superficiales, como las del cuello o el pulso.

En general, el rango de pulsaciones por minuto en los adultos está entre 60 y 80, pero es posible encontrar pulsaciones más altas en los niños y más bajas en los adultos deportistas.

La monitorización puede hacerse en el pulso radial o en la arteria carótida colocando dos dedos en el hueco entre el músculo del cuello y la tráquea.

En los niños, la mejor posición para observar los latidos del corazón es la posición braquial y se sitúa en la parte interna del brazo, cerca de la axila.

El control del pulso se realiza siempre con los dedos (excluyendo los pulgares) y aplicando una ligera presión sobre la piel. Los datos que hay que controlar son los siguientes:

- **Frecuencia**: el número de latidos por minuto;
- **Fuerza**: el latido es fuerte o débil;
- **Ritmo**: los latidos son regulares o irregulares.

CAPÍTULO 3
SUJETOS INCONSCIENTES

El organismo para mantenerse en vida necesita un suministro adecuado de oxígeno en los pulmones para que pueda ser transportado a las células del cuerpo a través del torrente sanguíneo.

La privación de oxígeno, incluso durante un período de tiempo limitado, puede causar daños en la celebración, lo que lleva a la inconsciencia, la falta de aliento, el paro cardíaco e incluso la muerte.

Por ello, es esencial que las vías respiratorias se mantengan abiertas en todo momento y sean capaces de admitir adecuadamente el oxígeno que necesita el organismo. Por lo tanto, la prioridad de la persona que presta los primeros auxilios es comprobar los posibles daños en el sistema respiratorio e intervenir para que se restablezca y mantenga una correcta respiración y circulación sanguínea. En los casos más graves, se puede utilizar un desfibrilador para restablecer el ritmo cardíaco.

3.1 RESPIRACIÓN Y CIRCULACIÓN SANGUÍNEA

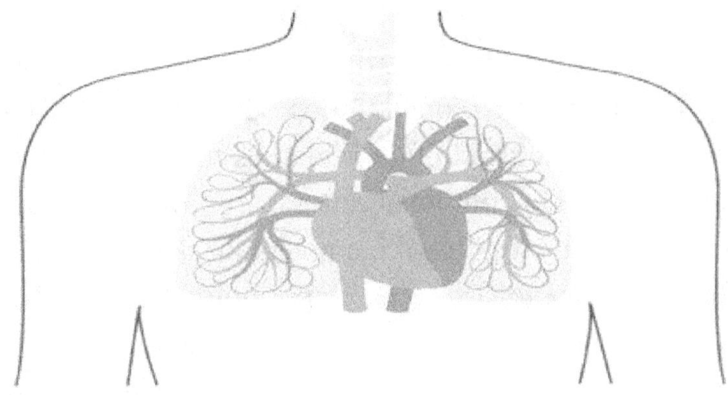

Sin oxígeno, las células del cuerpo morirían. De hecho, las células cerebrales solo pueden sobrevivir unos minutos sin oxígeno. Cada vez que inhalamos el oxígeno ingresa al cuerpo y, después de llegar a los alvéolos pulmonares, se distribuye a todas las células del cuerpo a través de la circulación sanguínea. Durante este proceso, todos los elementos de desecho como el dióxido de carbono son expulsados gracias a la exhalación.

Los pulmones y el corazón trabajan juntos para asegurarse de que el cuerpo siempre tenga suficientes reservas de oxígeno para mantener vivas todas las células y órganos que forman parte del organismo.

3.2 PRIORIDAD DEL RESCATE

Reiteramos una vez más que, en el caso de los sujetos inconscientes, la primera prioridad es restablecer las funciones vitales, como la respiración y los latidos del corazón.

En un adulto con parada cardíaca, los niveles de oxígeno en sangre permanecen constreñidos durante los siguientes minutos, por lo que en la fase inicial es fundamental priorizar las maniobras de compresión torácica. Después de 2 ó 3 minutos, los niveles de oxígeno en la sangre descenderán profusamente, por lo que es importante dar prioridad a la ventilación de emergencia. La combinación de estas dos maniobras, es decir, la compresión torácica y la ventilación de emergencia, se denomina **reanimación cardiopulmonar**, también conocida como **RCP**.

Además de este enfoque, es posible utilizar un desfibrilador semiautomático externo (**DAE**) capaz de administrar descargas eléctricas para restablecer el latido del corazón.

<table>
<tr><td>Procedimientos a seguir en el rescate de una persona inconsciente</td></tr>
<tr><td>

1. Contactar rápidamente con los números de emergencia
2. Utilizar la maniobra de RCP para restablecer la respiración y la circulación sanguínea
3. Si está disponible, utilice un desfibrilador inmediatamente

</td></tr>
</table>

3.3 REANIMACIÓN CARDIOPULMONAR EN SUJETOS ADULTOS

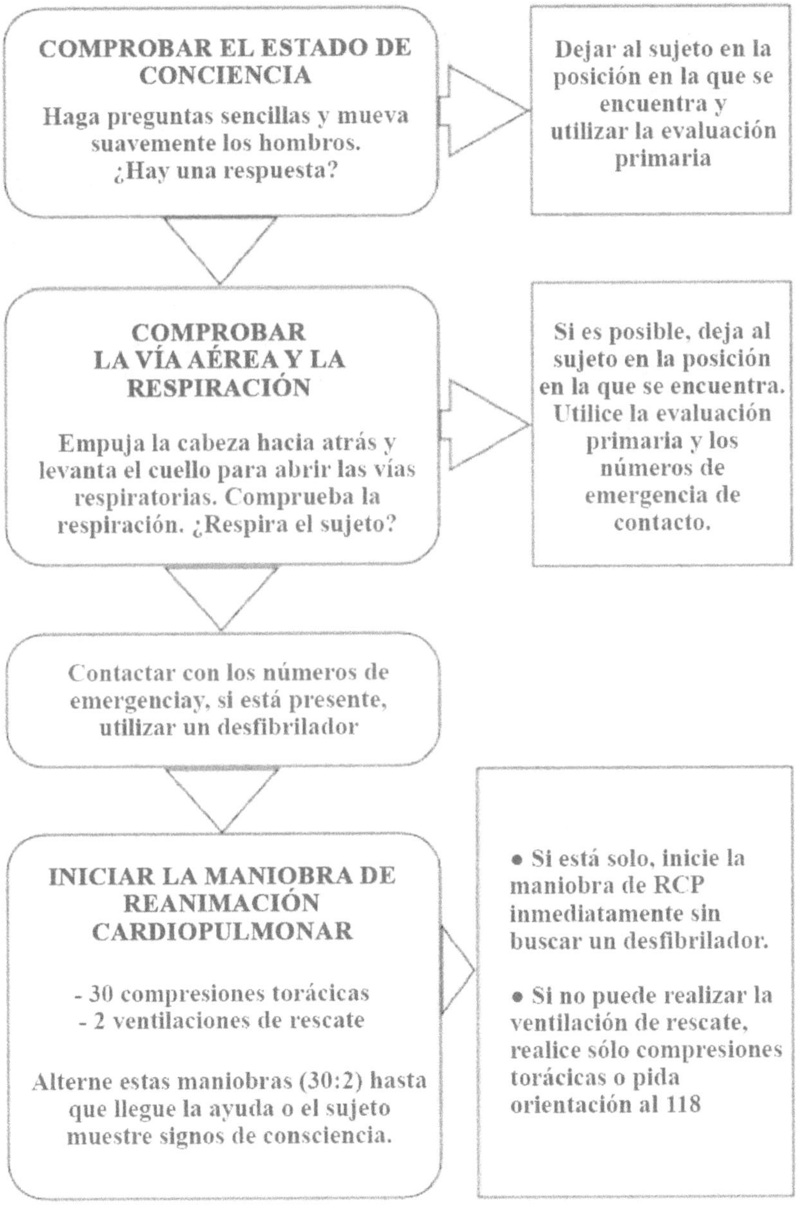

COMPROBAR EL ESTADO DE CONCIENCIA

Haga preguntas sencillas y mueva suavemente los hombros. ¿Hay una respuesta?

Dejar al sujeto en la posición en la que se encuentra y utilizar la evaluación primaria

COMPROBAR LA VÍA AÉREA Y LA RESPIRACIÓN

Empuja la cabeza hacia atrás y levanta el cuello para abrir las vías respiratorias. Comprueba la respiración. ¿Respira el sujeto?

Si es posible, deja al sujeto en la posición en la que se encuentra. Utilice la evaluación primaria y los números de emergencia de contacto.

Contactar con los números de emergenciay, si está presente, utilizar un desfibrilador

INICIAR LA MANIOBRA DE REANIMACIÓN CARDIOPULMONAR

- 30 compresiones torácicas
- 2 ventilaciones de rescate

Alterne estas maniobras (30:2) hasta que llegue la ayuda o el sujeto muestre signos de consciencia.

● Si está solo, inicie la maniobra de RCP inmediatamente sin buscar un desfibrilador.

● Si no puede realizar la ventilación de rescate, realice sólo compresiones torácicas o pida orientación al 118

3.3.1 REANIMACIÓN CARDIOPULMONAR EN NIÑOS Y BEBÉS

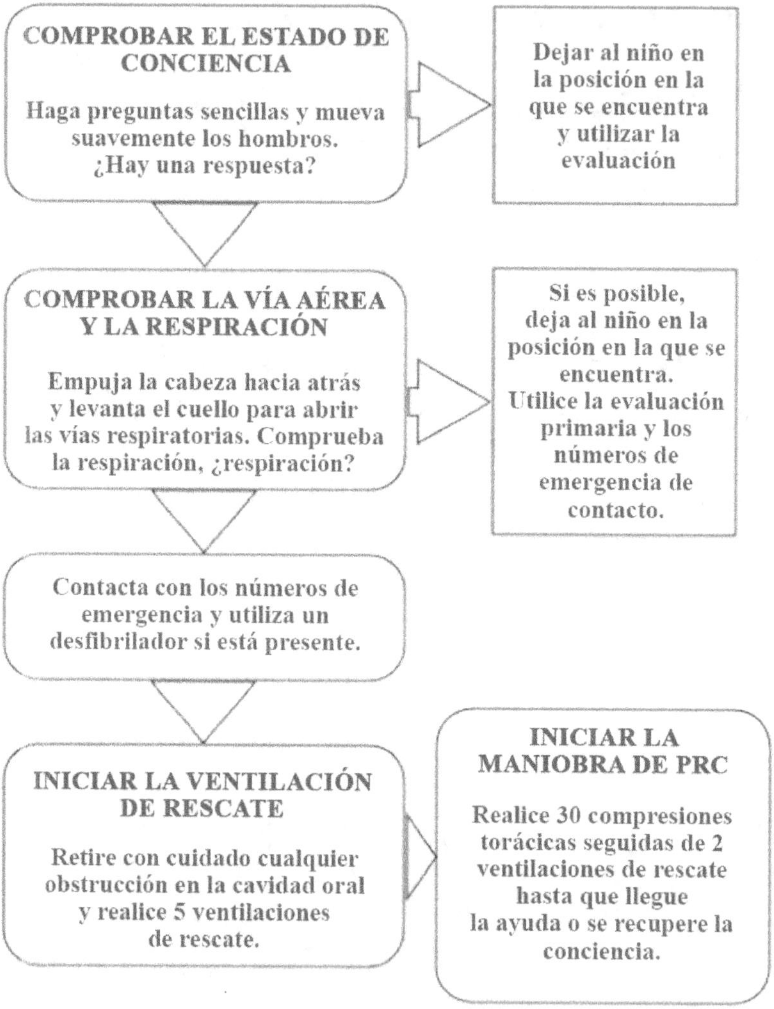

3.4 MANIOBRAS PARA UN SUJETO ADULTO INCONSCIENTE

Colocar al sujeto en la posición lateral de seguridad

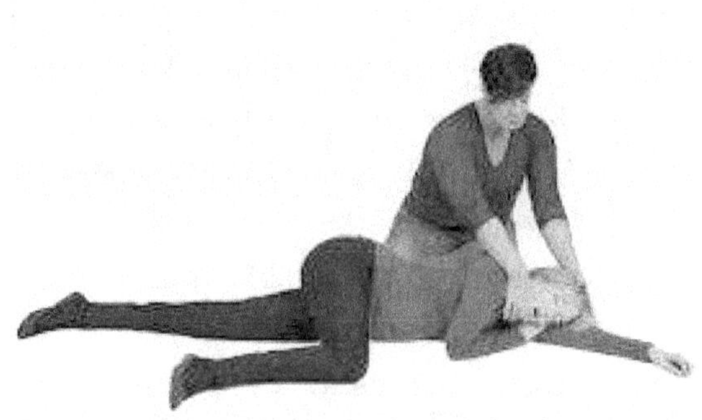

1. Arrodíllese junto al sujeto y retira todos los objetos que puedan estar en su camino, como llaves, billetera, teléfono u otros objetos afilados.

2.Coloque ambas piernas en posición de estiramiento. Toma el brazo más cercano y aléjalo del cuerpo del sujeto, colocándolo con el codo doblado y la palma de la mano hacia arriba.

3. Llevar el brazo que se encuentra más lejos por encima del pecho del sujeto y colocar el dorso de la mano cerca de la mejilla opuesta. Con la otra mano, sujete la pierna más alejada en el punto que se encuentra por encima de la rodilla y empújala hacia el lado opuesto del cuerpo.

4. Sostenga la mano del sujeto contra la mejilla y coloque la pierna agarrada en el paso anterior en el suelo. El sujeto ahora debe estar en posición lateral, mirando hacia el socorrista.

5. Ajuste la pierna que se encuentra más arriba, colocándola de modo que la rodilla forme un ángulo de 90°.

6. Incline la cabeza y la barbilla del sujeto hacia atrás, asegurándose de que las vías respiratorias permanezcan libres.

Realizar la maniobra de RCP

1. Ponerse de rodillas cerca del sujeto a la altura de su pecho. Colocar la palma de una mano en el centro del pecho del sujeto.

2. Colocar la palma de la otra mano sobre ella, cruzando los dedos de las dos manos y asegurándose de que los dedos estén lejos de las costillas.

3. Colóquese sobre el sujeto con los brazos rectos y empuje verticalmente sobre el esternón, deprimiendo el pecho unos 5-6 cm. Suelte la presión sin quitar las manos del pecho del sujeto. Esperar a que el pecho vuelva a su posición normal antes de proceder con la siguiente compresión.

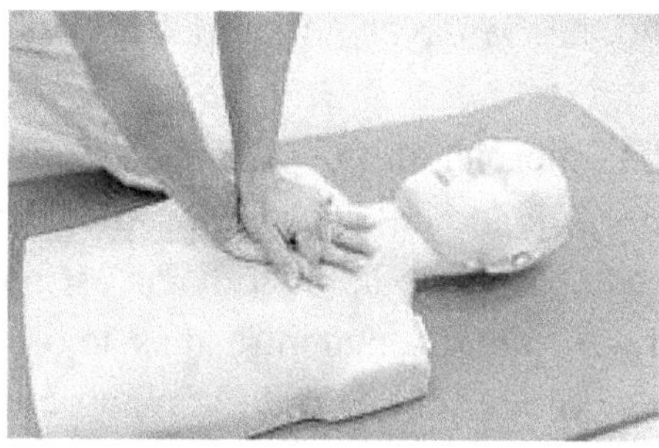

4. Comprimir el pecho 30 veces siguiendo un ritmo de 100/120 compresiones por minuto.

5. Muévase hacia la cabeza del sujeto y verifique que las vías respiratorias estén libres. Coloque dos dedos debajo de la punta de

la barbilla y con el dedo índice y el pulgar de la otra mano cerrar suavemente las fosas nasales.

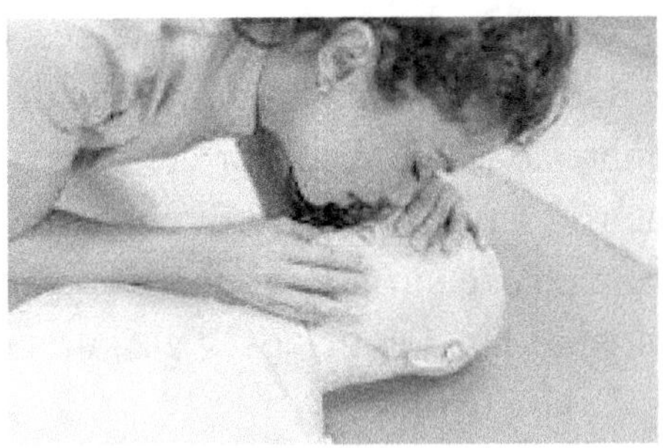

6. Abrir la boca del sujeto y colocar los labios por encima. Soplar en la boca del sujeto hasta que note la elevación del pecho. Por lo general, este paso toma alrededor de un segundo.

7. Manteniendo la cabeza del sujeto hacia atrás y la barbilla levantada, observe cómo baja el pecho. Realice otra ventilación de rescate.

8. Repita el ciclo a un ritmo de 30:2, es decir, 30 compresiones en el pecho y 2 ventilaciones de socorro, hasta que el sujeto muestre signos de conciencia.

Realizar la RCP con solo compresión del pecho

Si no se ha seguido una formación específica para realizar la maniobra de RCP completa con ventilación de socorro, es posible limitarse a las compresiones del pecho.

1.Comprobar el estado de conciencia sacudiendo suavemente los hombros del sujeto, hablando o dando indicaciones.

2.Abrir las vías respiratorias del sujeto colocando una mano en la frente y empujando ligeramente la cabeza hacia atrás. Esto debería abrir la boca.

3. Controlar la respiración mediante la observación y la escucha de las señales de inhalación y exhalación. Si la persona respira, realice la evaluación primaria y colóquela en la posición de seguridad lateral. Si la respiración no está presente, póngase en contacto inmediatamente con los números de emergencia y comenzar las compresiones del pecho.

4. Colóquese de rodillas a la altura del pecho del sujeto y apoye la palma de la mano en el centro del pecho y apoye la otra sobre él, cruzando los dedos de las dos manos y asegurándose de que los dedos estén lejos de las costillas.

5. Colóquese sobre el sujeto con los brazos rectos y empuje verticalmente sobre el esternón, deprimiendo el pecho unos 5-6 cm. Suelte la presión sin quitar las manos del pecho del sujeto, esperando a que el pecho vuelva a su posición normal antes de continuar con la siguiente compresión.

6. Comprimir el pecho a un ritmo de 100/120 compresiones por minuto hasta que llegue la ayuda.

3.4.1 MANIOBRAS PARA UN NIÑO INCONSCIENTE MAYOR DE 12 MESES

Comprobar el estado de conciencia

En primer lugar, haga preguntas claras y en voz alta al niño con frases como "¿Qué sucedió?" "Abra los ojos". Trate de sacudir suavemente los hombros para comprobar la reactividad.

En caso de estado consciente:

1. Si la zona es segura y no hay otros peligros, deje al niño en la posición en la que se encuentra y use la evaluación primaria para identificar cualquier lesión o condición que necesite atención.

2. Controlar y realizar un seguimiento de los signos vitales hasta que llegue la ayuda o hasta que el niño se recupere por completo.

En caso de estado de inconsciencia:

1.Pedir ayuda, contactar con los números de emergencia y dejar al niño en la posición en la que se encuentra. Abrir las vías respiratorias.

2. Si no es posible abrir las vías respiratorias en la posición en la que se encuentra el niño, gíralo boca arriba y utilice la técnica de apertura de las vías respiratorias descrita en el siguiente párrafo.

Abrir las vías respiratorias

1. Coloque una mano en la frente del niño y empuje suavemente la cabeza hacia atrás. Esto resultará en la apertura de la boca.

2. Coloque dos yemas de la otra mano debajo de la barbilla y levante suavemente la barbilla del niño.

3. Controlar la respiración.

Controlar la respiración

Antes de esta etapa, debe mantener las vías respiratorias abiertas durante al menos 10 segundos y escuchar el sonido de la inhalación u observar los movimientos del pecho.

Si el niño respira:

1. Se utilizará la evaluación primaria para identificar las afecciones o lesiones que deban tratarse.
2. Coloque al niño en la posición de seguridad lateral y, si es necesario, póngase en contacto con los números de emergencia.
3. Monitorizar los signos vitales hasta que llegue la ayuda.

Si el niño no respira:

1. Pedir a alguien que se ponga en contacto con los números de emergencia. Si está solo, realice la RCP durante al menos un minuto y póngase en contacto con el 112/118 mediante la función de manos libres.
2. Iniciar la maniobra de RCP con 5 ventilaciones de rescate.

Coloque al niño en la posición lateral de seguridad

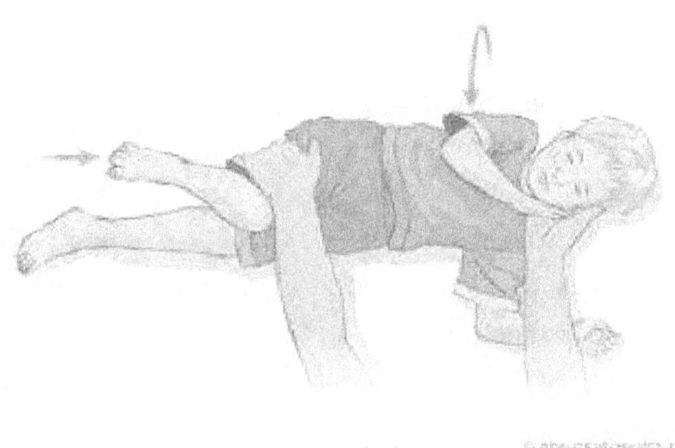

1.   Arrodillarse junto al niño y retirar todos los objetos que puedan ser un obstáculo.

2. Estirar ambas piernas del niño. Tome el brazo más cercano y aléjelo del cuerpo del niño, colocándolo con el codo doblado y la palma de la mano hacia arriba.

3. Llevar el brazo que se encuentra más lejos por encima del pecho del niño y colocar el dorso de su mano cerca de la mejilla opuesta. Con la otra mano, sujete la pierna más alejada en el punto que se encuentra por encima de la rodilla y empújela desde el lado opuesto.

4. Mantenga la mano del niño contra la mejilla y apoye la pierna agarrada en el paso anterior en el suelo. El niño debe estar ahora en posición lateral.

5. Ajuste la pierna que se encuentra más arriba, colocándola de modo que la rodilla forme un ángulo de 90°.

6. Incline la cabeza y la barbilla del niño hacia atrás, asegurándose de que las vías respiratorias permanezcan libres.

Realizar la maniobra de RCP

1. Compruebe que las vías respiratorias están despejadas, empujando la frente del niño hacia atrás y sosteniendo la barbilla con dos dedos de la otra mano.

2. Retire cualquier objeto que pueda obstruir el paso del aire.

3. Cerrar la nariz del niño con dos dedos y dejar que la boca se abra ligeramente.

4. Antes de acercarse a la boca del bebé, tome una respiración larga y profunda que contenga todo el aire dentro de los pulmones. A continuación, acérquese a los labios del niño y sople con fuerza el aire dentro de su boca. El pecho debe levantarse.

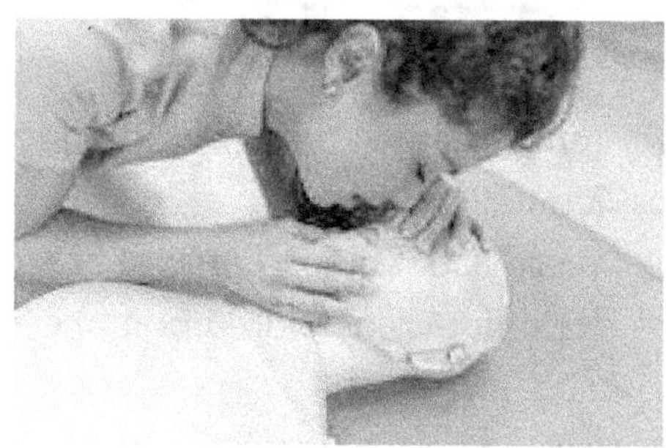

5. Comprobar que el pecho vuelve a descender. En caso afirmativo, la ventilación de socorro ha tenido éxito. Repita esto 5 veces.

6. Póngase de rodillas cerca del pecho del niño y apoye la parte inferior de la palma de una mano en el centro de su pecho.

7. Colóquese sobre el niño con los brazos rectos y empuje verticalmente la parte inferior de la palma de la mano sobre el esternón. Comprimir el tórax durante al menos un tercio, liberar la presión y esperar a que el pecho vuelva a su posición normal antes de proceder con la siguiente compresión.

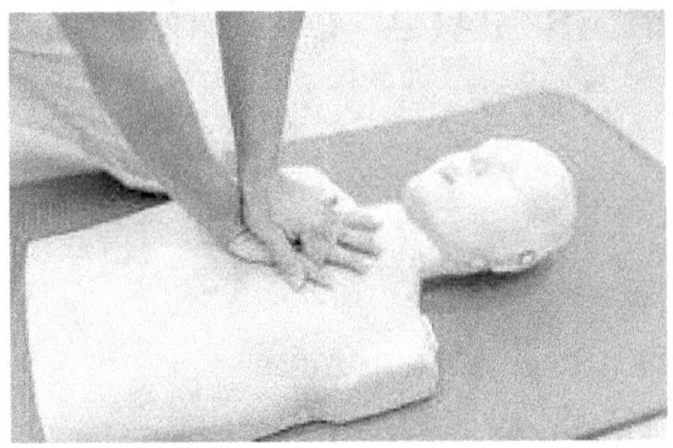

8. Comprimir el pecho 30 veces siguiendo un ritmo de 100/120 compresiones por minuto.

9. Desplazarse de nuevo hacia la cabeza del niño y efectuar otras dos ventilaciones de socorro.

10. Repita el ciclo a un ritmo de 30:2, es decir, 30 compresiones en el pecho y 2 ventilaciones de socorro, hasta que llegue la ayuda o hasta que el niño muestre signos de conciencia.

Realizar la RCP con solo compresión del pecho

1. Arrodillarse junto al niño a la altura de su pecho y colocar la parte inferior de la palma de la mano en el centro de su pecho.

2. Párate sobre él con los brazos rectos y presione el pecho durante al menos un tercio. Suelte la presión y espere a que su pecho vuelva a su posición original.

3. Repita las compresiones a un ritmo de 100/120 por minuto hasta que llegue el socorro o hasta que el niño recupere la conciencia.

3.4.2 MANIOBRAS PARA UN NIÑO INCONSCIENTE MENOR DE 12 MESES

Comprobar el estado de conciencia

Verificar la reactividad del recién nacido tocando su planta de los pies, llamando a su nombre para verificar sus reacciones. No se recomienda sacudir a un recién nacido.

En caso de estado consciente:

1. Utilizar la evaluación primaria para identificar y tratar las condiciones que requieren ayuda inmediata,
2. Si es necesario, póngase en contacto con los números de emergencia. A la espera de su llegada, controlar los parámetros vitales del recién nacido.

En caso de falta de reactividad:

Pida ayuda de inmediato y coloque al niño en posición supina para realizar el procedimiento de apertura de las vías respiratorias.

Abrir las vías respiratorias

1. Coloque una mano en la frente del recién nacido y, muy amablemente, empuje su cabeza hacia atrás;

2. Coloque una yema de la otra mano debajo de la barbilla del bebé y presiónela suavemente hacia arriba. No empuje con exceso, ya que podría bloquear sus vías respiratorias.

3. Comprobar si el recién nacido respira.

Probar la respiración

Al mantener las vías respiratorias abiertas, observe y escuche la respiración. Puede notar que el pecho se mueve o escuchar el sonido.

Si el recién nacido respira:

1. Utilizar la evaluación primaria para identificar las lesiones o afecciones más graves que requieran asistencia inmediata;

2. Mantener al niño en la posición de seguridad controlando sus signos vitales hasta que llegue la ayuda.

Si el recién nacido no respira:

1. Póngase en contacto con los números de emergencia inmediatamente. En caso de que esté solo, antes de hacer la llamada telefónica, realice la RCP durante al menos un minuto. A continuación, póngase en contacto con el 112/118 mediante la función de manos libres.

2. Iniciar la maniobra de RCP con 5 ventilaciones de rescate.

Colocar al recién nacido en la posición de seguridad

1. Acunar al bebé en brazos con la cabeza hacia abajo. Esta posición es importante para evitar el riesgo de estrangulamiento causado por la lengua o los vómitos.
2. Monitorizar los signos vitales hasta que llegue la ayuda.

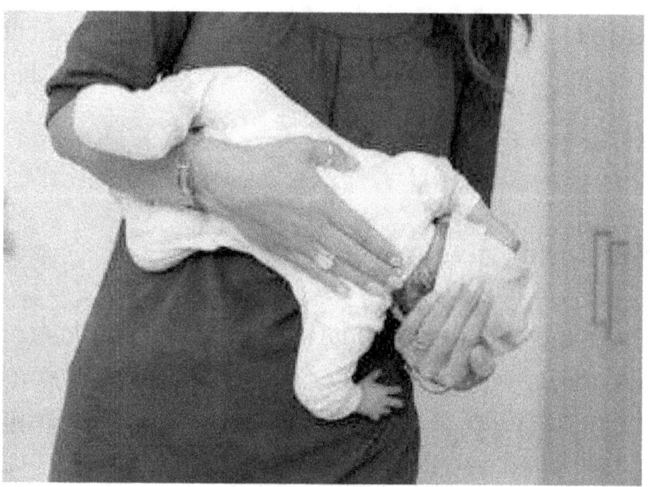

Realizar la maniobra de RCP

1. Compruebe que las vías respiratorias están despejadas, empujando la frente del recién nacido hacia atrás y sosteniendo la barbilla con una yema de la otra mano.
2. Eliminar cualquier obstrucción en la cavidad oral.
3. Antes de acercarse al recién nacido, tome una respiración larga y profunda conteniendo todo el aire dentro de los pulmones. A continuación, coloque los labios sobre la nariz y la boca del recién nacido para sellar ambas cavidades. Soplar el aire dentro de las vías respiratorias del recién nacido. El pecho debe levantarse.

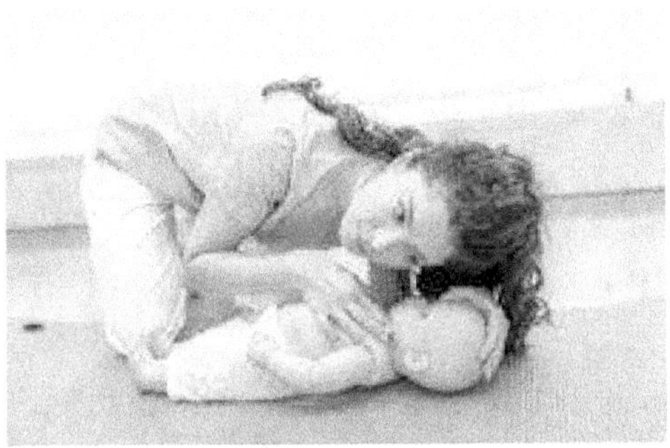

4. Compruebe que el pecho vuelve a su posición original. En caso afirmativo, la ventilación de socorro ha tenido éxito. Repita esto 5 veces.

5.Coloque dos dedos en el centro del pecho del recién nacido. Presione verticalmente sobre su esternón, comprimiéndolo al menos un tercio. Espere a que el pecho vuelva a su posición original antes de continuar con la siguiente compresión

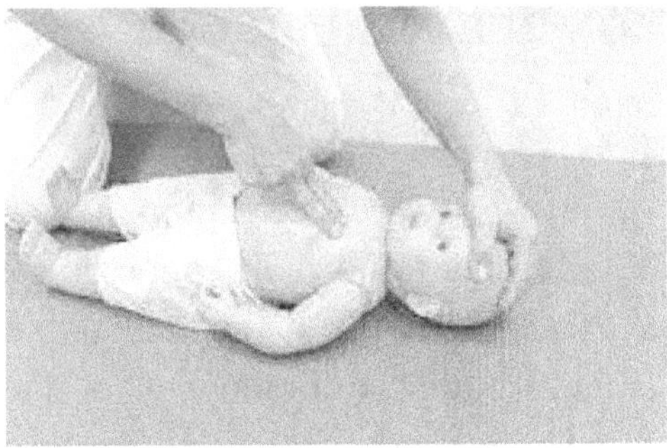

6. Comprimir el pecho 30 veces siguiendo un ritmo de 100/120 compresiones por minuto.

7. Desplazarse de nuevo hacia la cabeza del recién nacido y efectuar otras dos ventilaciones de socorro.

8. Repita el ciclo a un ritmo de 30:2, es decir, 30 compresiones en el pecho y 2 ventilaciones de socorro, hasta que llegue la ayuda o hasta que el niño muestre signos de conciencia.

Realizar la RCP con solo compresión del pecho

Siempre es mejor realizar una RCP completa con compresiones y ventilaciones de rescate. Si no se ha formado o no es capaz de hacer las ventilaciones de socorro, puede optar por una RCP que incluya solo las compresiones en el pecho. En cualquier caso, póngase en contacto inmediatamente con los números de emergencia y deje que le guíen por teléfono para realizar la maniobra correctamente.

3.5 UTILIZACIÓN DEL DESFIBRILADOR

El paro cardíaco ocurre cuando el corazón se detiene. La causa más común es un ritmo cardíaco anormal, conocido como fibrilación ventricular. Esta anomalía puede ocurrir cuando el músculo del corazón se ha dañado como resultado de un ataque cardíaco o debido a una insuficiencia de oxígeno.

En estas situaciones se puede utilizar el desfibrilador, una herramienta que puede reactivar el ritmo cardíaco a través de la liberación de descargas eléctricas. El dispositivo solo se puede usar en adultos y niños mayores de 12 meses.

Hoy en día, los desfibriladores están presentes en muchos lugares públicos y pueden ser utilizados de forma segura incluso por personas sin formación previa. De hecho, la máquina es capaz de analizar el ritmo cardíaco del sujeto y, paso a paso, proporcionar indicaciones vocales y/o escritas sobre la acción a realizar.

Cómo utilizar un desfibrilador

1. Encienda la máquina y retire las placas del embalaje. Retire o corte la ropa para tener acceso completo a la zona del pecho.

2. Coloque la primera placa en la parte superior derecha del pecho, justo debajo de la clavícula.

3. Coloque la segunda placa en el lado izquierdo del pecho, justo debajo de la zona axilar. Si tiene alguna duda, consulte las instrucciones. Cada placa se acompaña de una imagen que indica con precisión dónde debe colocarse.

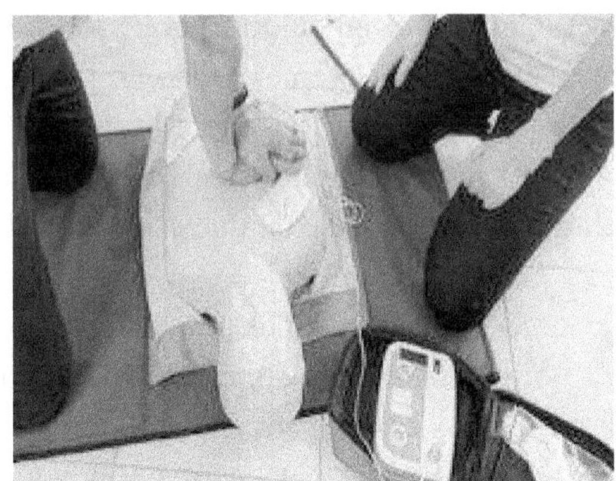

4. El desfibrilador comenzará el análisis del ritmo cardíaco. En esta etapa es importante asegurarse de que nadie toque a la víctima.

5. Siga las indicaciones vocales o escritas que le dará el desfibrilador.

6. Si el sujeto regresa al estado de conciencia, deje las placas pegadas al pecho hasta que llegue la ayuda.

Colocación de las placas del desfibrilador en los niños

Los desfibriladores estándar para adultos se pueden usar en niños mayores de 8 años. Para los niños de 1 a 8 años se realizan desfibriladores pediátricos con placas especiales. Si no están disponibles, puede usar un desfibrilador para adultos.
En los desfibriladores pediátricos, la primera placa debe colocarse en el centro de la espalda del niño y la segunda en el centro del pecho. Ambas placas deben colocarse verticalmente.

Advertencias

La presencia de ropa o joyas puede interferir con las placas, por lo que es importante eliminar cualquier objeto que pueda socavar el correcto funcionamiento del desfibrilador. Toda la ropa que contenga metal, como los sujetadores con aros, debe retirarse.
Del mismo modo, si el vello en el pecho no permite la adherencia entre las placas y la piel, es necesario eliminarlo. Otro elemento que puede reducir la potencia del desfibrilador es el agua, por lo que es fundamental asegurarse de que el pecho esté seco de sudor o agua.
Algunas personas con condiciones preexistentes pueden tener marcapasos u otros dispositivos internos. El desfibrilador también se puede usar en estos casos, pero si puede identificar el dispositivo, evite colocar las placas directamente en el marcapasos.
No hay contraindicaciones en el uso del desfibrilador en mujeres embarazadas.

Qué hacer cuando llegue la ayuda

Continúe siguiendo las instrucciones del desfibrilador hasta que los equipos de rescate se hagan cargo de la situación.

A su llegada es importante darles información importante para el correcto tratamiento del sujeto, en particular:

- Estado actual del sujeto (estado de conciencia, respiración, etc.)
- Número de descargas eléctricas suministradas;
- Hora del colapso y cuánto tiempo lleva inconsciente el sujeto;
- Detalles o condiciones preexistentes.

CAPÍTULO 4
ACCIDENTES

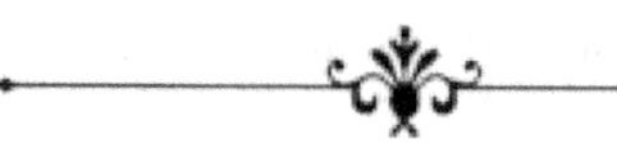

4.1 ACTUACIÓN DE EMERGENCIA

En caso de emergencia, es fundamental seguir un plan de acción claro que permita poner en orden correctamente las prioridades del momento.

Los pasos principales son:
1. Evaluar la situación
2. Hacer la zona segura
3. Primeros auxilios

Evaluación de la situación

Evaluar la situación con precisión es uno de los elementos más importantes en la gestión de un incidente. La prioridad es mantener la calma y manejar la situación con firmeza y empatía.

En estas circunstancias, es fundamental identificar los posibles riesgos de seguridad y evaluar los recursos disponibles. Aunque los accidentes pueden ser de diversos tipos, como accidentes de tráfico, incendios o ahogamientos, todos deben abordarse siguiendo el mismo proceso:

- Seguridad. ¿Sigue habiendo algún peligro? ¿Estás usando algún material protector? ¿Es seguro?
- Lugar. ¿Cuáles son los factores implicados en el accidente y qué mecanismos han causado las lesiones? ¿Qué otros posibles daños pueden causar?
- Situación. ¿Qué ha pasado? ¿Cuántas personas están involucradas? ¿Hay ancianos o niños?

Asegurar el área de trabajo

A menudo puede suceder que las condiciones que causaron un accidente aún estén activas y puedan causar posibles peligros adicionales. En estas situaciones, es necesario eliminarlas lo antes posible; puede ser una acción simple como apagar el automóvil o abrir las ventanas.

Siempre que esté disponible, recuerde usar dispositivos protectores. Si no puede asegurar la zona, debe llamar inmediatamente a los números de emergencia, solicitar ayuda y mantenerse a distancia de la zona de peligro.

Primeros auxilios

Una vez que la zona se ha hecho segura, se puede prestar primeros auxilios. El primer paso es hacer las preguntas esenciales a la víctima para comprender el tipo de tratamiento necesario, dando prioridad a las condiciones más graves o riesgosas para su salud.

Si es posible, es aconsejable tratar a la persona directamente donde se encuentra, sin moverla. Realice un desplazamiento solo si se encuentra en una situación peligrosa.

Pida ayuda a los testigos o transeúntes para que puedan ayudar en las operaciones de rescate y ponerse en contacto con el 118/112.

4.2 ACCIDENTE DE TRÁFICO

Hay todo tipo de accidentes de tráfico, desde los menos graves como una caída en bicicleta hasta los más graves en los que están implicados varios vehículos. En la mayoría de los casos, el área en la que ocurren es potencialmente peligrosa debido al tráfico.

En estas situaciones lo más importante es hacer que la zona sea segura, incluso antes de socorrer a los heridos. Esto, de hecho, permitirá proteger a todas las personas involucradas de los medios que podrían llegar a toda velocidad.

Cuando la zona se asegure con el uso de las señales adecuadas, se puede dedicar a la evaluación de la condición médica de las personas involucradas en el accidente.

Proporcionar ayuda priorizando a las personas más graves y, mientras tanto, pedir a las personas en el lugar que llamen a los números de emergencia proporcionando toda la información necesaria, como el número de personas involucradas, su edad y el tipo de lesiones que han sufrido.

Asegurando el área de trabajo

Hay una serie de medidas a tener en cuenta para hacer que el área de un accidente de tráfico sea segura.

- Estacione en un lugar seguro. Coloque el automóvil lejos del lugar del accidente, con las luces de emergencia encendidas y use el chaleco reflectante.

- Coloque los triángulos de emergencia. Deben colocarse al menos a 45 metros del lugar del accidente en ambas direcciones. Los transeúntes pueden ayudar en esta operación.
- Verifique los vehículos. Asegúrese de que los vehículos involucrados son seguros, apague los que aún están encendidos.
- Estabilizar los vehículos implicados. En caso de vuelco o inseguridad del vehículo, ponga el freno de mano y bloquee las ruedas con piedras u otros elementos pesados.
- Presta atención a otros peligros. Compruebe si hay tráfico o si hay humo resultante de la colisión.
- Avisa a los números de emergencia. Si hay fugas de gasóleo, vehículos implicados que transportan material peligroso u otros peligros potenciales.

Asistir a los heridos

Controle rápidamente a todas las personas lesionadas en el accidente y priorice las más graves. Si una persona involucrada puede moverse y no tiene problemas para salir del vehículo, puede sacarla de forma autónoma. Si no fuera así, es aconsejable proporcionar primeros auxilios dejándola en la posición en la que se encuentra: Una persona que ha sufrido un accidente de tráfico puede haber sufrido una lesión en el cuello o la columna vertebral, por lo que es importante apoyar la cabeza y el cuello hasta que llegue la ambulancia.

En estas situaciones, también es importante verificar las áreas vecinas, ya que alguien podría haber salido del automóvil o haberse alejado en shock.

En caso de que haya personas atrapadas, es necesario esperar la llegada de los bomberos monitoreando sus signos vitales.

4.3 INCENDIO

Las llamas se disipan muy rápidamente, por lo que la prioridad en estas circunstancias es asegurar a las personas en riesgo. En caso de que se encuentre en un edificio, active la alarma de incendios más cercana y, a menos que esto ralentice la fuga, llame a los números de emergencia de inmediato.

Elementos de un incendio

Un incendio para desarrollarse requiere tres elementos: un disparador, una fuente de mantenimiento y oxígeno. Eliminar al menos uno de estos componentes puede ser suficiente para domar las llamas.

- **Retirar del lugar los materiales combustibles**, como el papel o el cartón,
- **Cortar el suministro de oxígeno** cerrando la puerta de la habitación donde están las llamas o cubriendo el fuego con una manta,
- **Extinguir el desencadenante** o la fuente que inició el fuego.

Salir de un edificio en llamas

Si se sospecha que hay un incendio en un edificio, active inmediatamente la alarma y ayude a las personas que están dentro durante la evacuación, teniendo cuidado de no ponerse en una situación peligrosa.

Cierra las puertas tras de ti siempre que salgas de una habitación para frenar el avance de las llamas.
Salga siguiendo las señales de las salidas de emergencia y llegue al punto de evacuación más cercano. Si no conoce el punto de encuentro, siga las indicaciones de los responsables de seguridad de la instalación.

Ropa en llamas

Si la ropa de una persona se ha incendiado, hay tres pasos para ayudarla:

1. **Impida que la persona tenga cualquier reacción de pánico**, como correr, gritar u otros movimientos que puedan alimentar aún más las llamas.

2. **Invite a la persona a tumbarse en el suelo** y, si es posible, envuelvela en un tejido pesado como un abrigo, una cortina o una alfombra.

3.**Haz rodar al sujeto por el suelo** hasta que las llamas se extingan. Una vez dominado el fuego, será posible ayudar al sujeto a enfriar las quemaduras y tratarlas.

Humo y gases

Todos los incendios que se inician en lugares cerrados crean una concentración muy alta de aire peligroso con una presencia mínima de oxígeno y contaminada por monóxido de carbono y otros humos tóxicos.

Nunca entres en una habitación envuelta en llamas. Es una tarea reservada para los bomberos.

En caso de que se encuentre atrapado en un edificio en llamas, trate de llegar a una habitación que se encuentra en la parte frontal del edificio y cerrar la puerta detrás de él. Cierre las aberturas de la puerta con una alfombra u otras telas pesadas. Finalmente, abra la ventana y pida ayuda. Si tiene que atravesar una habitación llena de humo, manténgase bajo porque el aire a la altura del suelo es más respirable.

Por último, si es necesario escapar a través de una ventana, salir de espaldas desde los pies, bajando todo lo posible con los brazos extendidos antes de lanzarse.

4.4 ACCIDENTE ELÉCTRICO

Cuando una persona es electrocutada, el paso de la corriente eléctrica dentro del cuerpo puede tener varias consecuencias que van desde el aturdimiento más leve hasta los problemas respiratorios o cardíacos más graves. En algunos casos, la electricidad puede causar quemaduras donde la corriente entra y sale del cuerpo.

Los principales factores a tener en cuenta para evaluar la gravedad de un accidente eléctrico son el voltaje, el tipo de corriente y la ruta realizada por la descarga eléctrica. Por ejemplo, voltajes más bajos como 240 voltios son frecuentes en hogares u oficinas, mientras que en fábricas se pueden encontrar voltajes tres o cuatro veces más altos.

La corriente también se puede dividir en corriente directa o corriente alterna. Por último, su recorrido por el cuerpo puede ir de mano a mano, de mano a pie o de pie a pie.

La mayoría de los voltajes bajos de alto voltaje utilizan corriente alterna, lo que puede causar espasmos musculares o sensación de rigidez que bloquea al sujeto y le impide dejar el objeto que está causando la descarga eléctrica. Por el contrario, la corriente directa suele provocar una gran contracción muscular que en muchos casos acaba por hacer caer o saltar al sujeto víctima de la descarga.

Corrientes de alto voltaje

Entrar en contacto con corrientes de alto voltaje como las que se encuentran en las líneas eléctricas o en los cables podría ser fatal. Aquellos que sobreviven a estos accidentes muy a menudo experimentan quemaduras graves, ya que la temperatura de la descarga eléctrica puede llegar a los 5.000 grados.

En estos casos, la primera acción a realizar es desconectar la corriente para asegurarse de que ninguna otra persona resulte herida.

La víctima de un accidente de esta magnitud seguramente estará inconsciente, por lo que, después de haber asegurado el área, es importante verificar sus parámetros vitales, especialmente los respiratorios.

Corrientes de bajo voltaje

En esta categoría se incluyen las corrientes eléctricas domésticas o de las oficinas. También esta tipología puede provocar graves daños o muerte. La mayoría de estos accidentes son causados por interruptores que no funcionan, aparatos dañados o cables dañados. Representan un peligro incluso para los más pequeños que, atrapados por la curiosidad, podrían meter objetos o los dedos dentro de los agujeros presentes en las tomas.

Por último, es importante recordar evitar el contacto con aparatos electrónicos cuando se está en presencia de agua, como en el caso de manos o superficies mojadas.

Relámpagos

Los rayos naturales pueden ser otra de las causas de los accidentes eléctricos. De hecho, puede suceder que una persona que se encuentra cerca de un palacio o un árbol que se elevan sobre el paisaje reciba parte de la descarga eléctrica del rayo.

Afortunadamente, los rayos tienen una vida muy corta y, por lo tanto, generalmente no son capaces de causar daños graves a la persona. No obstante, es importante tener cuidado, ya que pueden prender fuego a la ropa, hacer que la persona se caiga o causar problemas cardíacos o respiratorios. En cualquier caso, invitar a todas las personas presentes a alejarse, ya que podría llegar un nuevo rayo.

Cómo romper el contacto con la fuente eléctrica

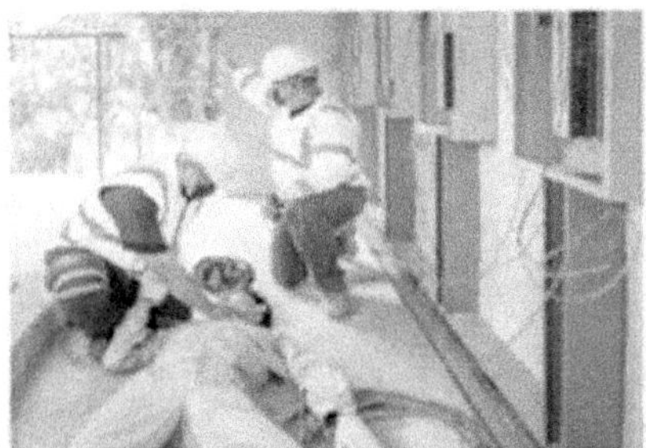

Comprobar la zona del accidente sin tocar a la víctima

Compruebe si la persona sigue en contacto con la fuente de la descarga eléctrica. Si es así, puede haber riesgo de electrocución.

Desconecte la fuente eléctrica y, si es posible, rompa el contacto entre ésta y la víctima.
Desconecte el contador central o desenchufe el objeto.

Una vez roto el contacto entre la fuente eléctrica y la víctima, compruebe rápidamente el estado de salud de la víctima y contacte con los números de emergencia.

4.5 ACCIDENTE EN AGUA

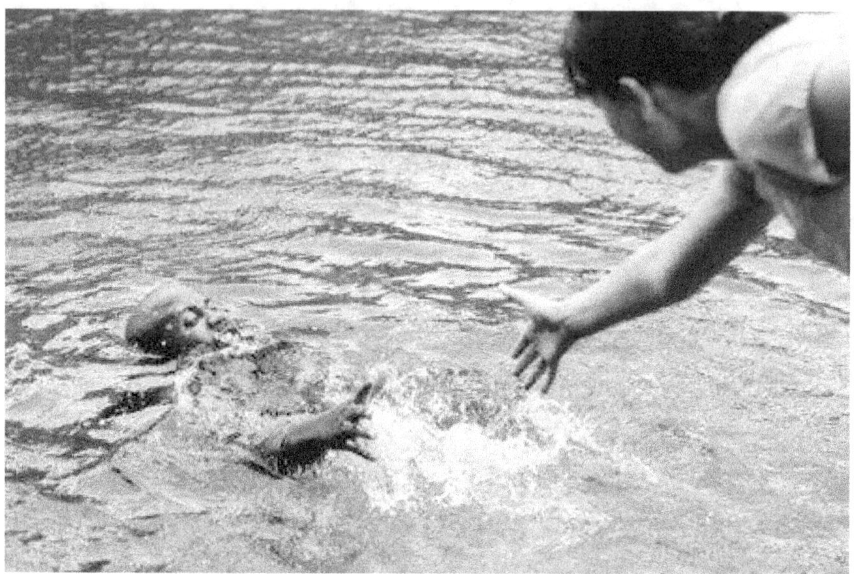

Los accidentes por fuentes de agua pueden afectar a personas de cualquier edad, pero el ahogamiento es una de las principales causas de muerte accidental en niños menores de 16 años.

Los niños pueden ahogarse en estanques, piscinas, bañeras o en el mar. También se han registrado casos de ahogamiento en personas que se han encontrado nadando en corrientes fuertes o que han nadado después de tomar sustancias alcohólicas.

En caso de que se encuentre en una situación en la que tenga que rescatar a una persona inconsciente, es importante transportarla inmediatamente fuera del agua manteniéndola en posición horizontal y apoyando el cuello y la cabeza. Una vez en tierra firme, comprobar la respiración y, si es necesario, iniciar las maniobras de emergencia.

En estas situaciones es importante recordar que la prioridad es no ponerse en peligro.

Cómo salvar a una persona en riesgo de ahogarse

Recuerde que la prioridad es sacar a la persona en riesgo del agua sin ponerse en peligro.

Si es posible, realice el rescate permaneciendo en tierra firme y utilizando herramientas como ramas, palos o cuerdas que puedan ser agarradas por la persona en apuros. Como alternativa, se puede lanzar un salvavidas.

Si se forma para el rescate y la víctima está inconsciente, es posible nadar hasta ella y arrastrarla fuera del agua. Si esto no puede hacerse de forma segura o si no hay personas especialmente formadas presentes, contacte inmediatamente con los números de emergencia.

Tan pronto como la víctima esté fuera del agua, protéjala del viento y compruebe si hay condiciones típicas como ahogamiento o hipotermia.

Controla los parámetros vitales de la víctima y contacta con los números de emergencia.

CAPÍTULO 5
PROBLEMAS RESPIRATORIOS

5.1 EL SISTEMA RESPIRATORIO

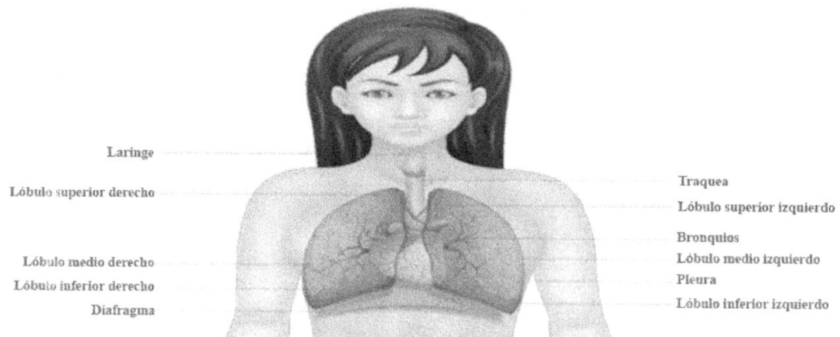

El sistema respiratorio incluye la boca, la nariz, la tráquea, los pulmones y los vasos sanguíneos pulmonares. El proceso que permite el intercambio de gases como el oxígeno y el dióxido de carbono entre los pulmones y las células del organismo se llama respiración.

En los pulmones, el oxígeno es absorbido por los alvéolos, que lo liberan a los capilares para que sea transportado por todo el cuerpo. Del mismo modo, los capilares ceden el dióxido de carbono residual a los alvéolos para que estos se ocupen de eliminarlo a través de la exhalación.

La respiración es regulada por un grupo de células nerviosas presentes en el cerebro; ellas responden a los cambios de los niveles de dióxido de carbono en la sangre estimulando la contracción de los músculos intercostales y del diafragma, necesarios para la respiración.

5.2 HIPOXIA

La hipoxia es una condición que ocurre cuando no hay suficiente oxígeno en los tejidos del cuerpo. Las causas de la hipoxia pueden ser diferentes y suelen ir acompañadas de diferentes síntomas según la gravedad de la afección.

Si no se trata a tiempo, la hipoxia puede ser potencialmente mortal, ya que el cuerpo necesita un nivel suficiente y constante de oxígeno para realizar sus funciones vitales.

Síntomas

- Dificultad para respirar
- Dificultad para respirar
- Dificultad para hablar
- Piel cianótica, especialmente en las extremidades
- Ansiedad
- Dolores de cabeza
- Náuseas y/o vómitos
- Dificultad para respirar (en casos graves)

Posibles causas

- Insuficiente oxígeno en el aire (smog o gas, cambios en la presión atmosférica)
- Obstrucción de las vías respiratorias (asfixia, objeto atascado en la cavidad oral o en la tráquea, estrangulamiento, asma, anafilaxia)
- Deterioro de la función pulmonar (accidente, infección, colapso pulmonar)
- Deterioro de la captación de oxígeno (intoxicación por dióxido de carbono o cianuro, shock)

5.3 OBSTRUCCIÓN DE LAS VÍAS RESPIRATORIAS

Las principales causas de obstrucción de las vías respiratorias son:

- Inhalación de un cuerpo extraño
- Obstrucción causada por la lengua o los vómitos después de un estado de inconsciencia
- Inflamación interna de la garganta debido a quemaduras, picaduras o anafilaxia
- Lesión en la cabeza o la mandíbula
- Ataque de asma
- Presión externa en el cuello causada por estrangulamiento
- Alimentos capaces de provocar reacciones alérgicas y provocar la inflamación de las vías respiratorias

Síntomas

- Color cianótico y labios grisáceos
- Dificultad para hablar
- Dificultad para respirar
- Respiración nasal
- Cara enrojecida e hinchada
- Agrandamiento de las fosas nasales
- Tos persistente

Intervención

1. Si es visible o externa, eliminar la obstrucción de la cavidad oral.

2. Si el sujeto está consciente y respira normalmente, tranquilícelo y mantenga los parámetros vitales monitorizados.

3. Llame a los números de emergencia aunque la persona se haya recuperado y siga vigilando las constantes vitales hasta que llegue la ayuda.

5.3.1 ASFIXIA EN LOS ADULTOS

Un objeto atrapado en la garganta puede provocar espasmos musculares. En los casos más leves, el sujeto debería ser capaz de hablar y respirar, mientras que en los casos más graves será incapaz de hablar, toser o respirar.

1. Intervención

2. Si el sujeto respira, anímelo a continuar tosiendo. Si es posible, retire cualquier obstáculo de la

la cavidad oral.

3. Si el sujeto no puede hablar o deja de toser y
Si la persona no puede hablar o deja de toser y respirar, realice inmediatamente golpes en la espalda: apoye la parte superior del cuerpo, pida a la persona que se incline hacia delante y, con la palma de la mano, dé 5 golpes
en la zona entre los omóplatos.

4. En caso de que esta maniobra falle, realizar los golpes golpes abdominales (maniobra de Heimlich). Colócate detrás del sujeto y pon ambos brazos alrededor de la parte superior de su abdomen, asegurándote de que sigue inclinado hacia delante. Apriete una mano en un puño y colóquela en la parte inferior del esternón. Con la otra mano, agarre el puño con firmeza y empújelo bruscamente hacia usted. Repita la operación hasta 5 veces.

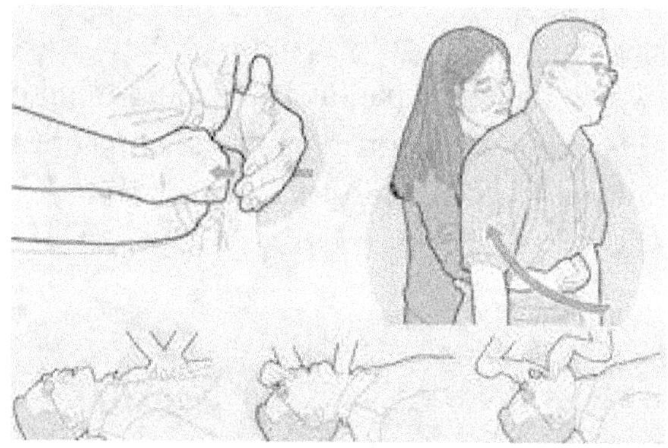

5. Vuelve a comprobar el tema. Si la obstrucción aún no se ha eliminado, contacte inmediatamente con los números de emergencia.

6. Repita los golpes de espalda y abdominales, volviendo a comprobar la cavidad oral en cada pasada, hasta que llegue la ayuda o el sujeto esté inconsciente.

7. Si está inconsciente, abra inmediatamente las vías respiratorias y compruebe si respira. Si no hay, iniciar la maniobra de reanimación cardiopulmonar.

5.3.2 ASFIXIA EN NIÑOS MENORES DE 12 MESES

En los niños pueden producirse episodios de asfixia causados por alimentos o pequeños objetos que se ingieren de forma ingenua. En estos casos, la intervención rápida es esencial para ayudarles a eliminar la obstrucción lo antes posible.

Intervención

1. Si el bebé no puede llorar, toser o respirar, siéntese y colóquelo boca abajo, tumbado a lo largo de los antebrazos del reanimador, proporcionándole apoyo para la cabeza. Realice 5 golpes interescapulares con la palma de la mano.

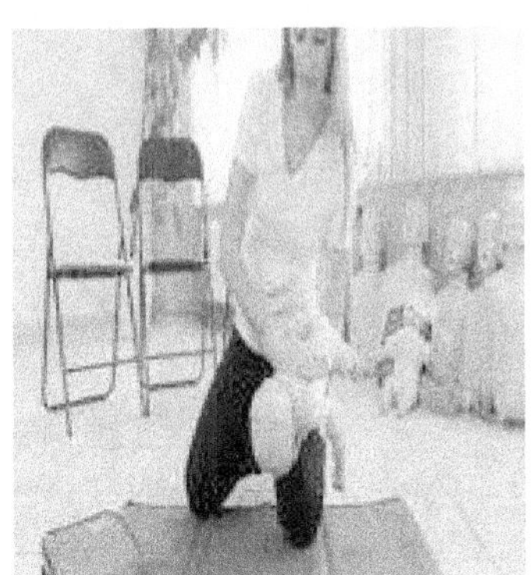

2. Gire la cara del bebé hacia arriba y compruebe la cavidad bucal. Elimine las obstrucciones evidentes con la punta de los dedos.

3. Si los golpes en la espalda fallan, realice 5 compresiones profundas en el esternón utilizando las puntas de dos dedos y sosteniendo la cabeza del bebé.

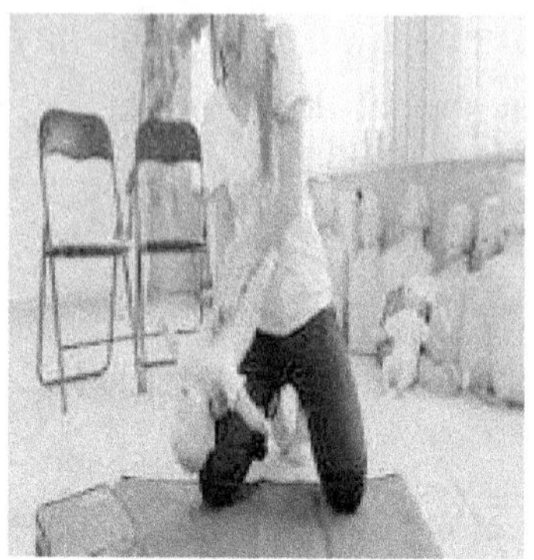

4.Revisa la boca de nuevo. Si la obstrucción no se ha eliminado, contacte inmediatamente con los números de emergencia.

5. Repita ambas maniobras, comprobando la cavidad bucal en cada paso. Continúe hasta que llegue la ayuda o el niño quede inconsciente.

6. Si el bebé está inconsciente, abra inmediatamente las vías respiratorias, compruebe si respira y, si no lo hace, inicie la reanimación cardiopulmonar.

5.4 ESTRANGULACIÓN

La presión ejercida en la parte exterior del cuello durante el estrangulamiento puede provocar el cierre de las vías respiratorias. Esta condición puede ser voluntaria (estrangulamiento por un tercero, ahorcamiento) o accidental (ropa atascada en una máquina). En cualquier caso, el sujeto debe ser tratado con extrema precaución y sólo debe ser movido si es necesario, ya que puede haber daños en la columna vertebral o en el cuello.

Intervención

1. Retire rápidamente el objeto que causa la obstrucción.

2. Si el sujeto está colgado, sostenga el cuerpo mientras libera la obstrucción.

3. Si el sujeto está consciente, ayúdele a tumbarse sujetando el cuello y la cabeza.

4. Llame a los números de emergencia aunque parezca que se ha recuperado.

Controle los parámetros vitales hasta que llegue la ayuda.

5.5 INHALACIÓN DE HUMOS

La inhalación de humos y gases como el monóxido de carbono u otros vapores altamente tóxicos puede ser letal. En la mayoría de los casos, una persona que ha estado expuesta a este tipo de inhalación tiene niveles bajos de oxígeno en la sangre.

Inhalación de humo

Muchas personas que se encuentran en un edificio en llamas inhalan el humo de los objetos quemados, como el plástico, el papel pintado, los muebles tapizados de espuma, etc. Todas las personas que hayan inhalado humo deben ser examinadas por un médico para comprobar si hay lesiones internas y externas.

Inhalación de monóxido de carbono

El monóxido de carbono es un gas venenoso inodoro e insípido. Actúa directamente sobre los glóbulos rojos, impidiéndoles transportar el oxígeno a los tejidos del cuerpo. Cuando se inhala en grandes cantidades o durante largos periodos, puede ser mortal.

Intervención

1. Contacta con los números de emergencia e informa de lo sucedido.

2. Si el lugar es inseguro, ayude a la persona a alejarse y a dirigirse a una zona con aire fresco.

3. Anime a la persona a volver a respirar con normalidad y compruebe si hay quemaduras o lesiones.

4. Permanezca con el sujeto hasta que llegue la ayuda y controle los signos vitales.

5.6 AHOGAMIENTO

El ahogamiento se produce cuando todas las vías respiratorias, como la nariz, la boca y la tráquea, quedan sumergidas en el agua y no pueden inhalar oxígeno.
Una persona rescatada de un ahogamiento debe ser revisada mediante una evaluación primaria para determinar si requiere reanimación cardiopulmonar.

Intervención

1. Tan pronto como se saque al sujeto del agua, realice la evaluación primaria comprobando la consciencia, abriendo la vía aérea y observando la respiración.

2. Si el sujeto está inconsciente y no respira, contacte con los números de emergencia y busque un desfibrilador.

3. Comprueba que la vía aérea está abierta y comienza la maniobra con 5 ventilaciones de rescate. Continúe con 30 compresiones torácicas y otras 2 ventilaciones de rescate. Continúe con la RCP en una proporción de 30:2 hasta que llegue la ayuda o el sujeto recupere la conciencia.

4. Si se dispone de un desfibrilador, coloque las almohadillas mientras continúa la RCP.

5. Cuando el sujeto pueda volver a respirar con normalidad, cúbralo con una manta o tela para mantener el cuerpo caliente. Controle los parámetros vitales hasta que llegue la ayuda.

5.7 HIPERVENTILACIÓN

La hiperventilación es un síntoma muy extendido, ya que está relacionada con una forma de ansiedad aguda y, en algunos casos, va acompañada de un ataque de pánico.
Puede ocurrir en individuos que han experimentado recientemente un trauma emocional o en aquellos que han tenido ataques de pánico en el pasado.

Síntomas

- Respiración acelerada o muy profunda no natural
- Aceleración de los latidos del corazón
- Aprehensión
- Mareos y/o debilidad
- Temblores, sudoración o sequedad de boca
- Hormigueo en las manos, los pies o alrededor de la boca

Intervención

1. En estas situaciones, es esencial hablar con la persona en un tono tranquilizador y calmado, acompañándola a un lugar tranquilo donde pueda tener tiempo y espacio para recuperar el control de su respiración y su mente. Si no es posible, invite a los presentes a marcharse.

2. Invite a la persona a buscar consejo médico para prevenir o controlar futuros ataques de pánico.

5.8 ASMA

Durante un ataque de asma, los músculos que forman parte de las vías respiratorias sufren espasmos. Esto provoca un estrechamiento de las vías respiratorias y dificultades para respirar.

En algunos casos, el asma es una reacción a un elemento concreto, como una alergia, un resfriado, fumar un cigarrillo o un medicamento. Las personas que sufren de asma suelen llevar consigo un inhalador para aliviar los ataques. También existen inhaladores preventivos cuyo objetivo es evitar las reacciones asmáticas de los sujetos. Este último no debe utilizarse nunca durante un episodio de asma.

Síntomas

- Dificultades respiratorias
- Sibilancias
- Tos
- Dificultad para hablar
- Ansiedad o estrés
- Color cianótico o labios que tienden a un color grisáceo

Intervención

1. Calmar y tranquilizar al sujeto. Invítele a sentarse en una posición cómoda y ayúdele a tomar su inhalador. Recuerde al sujeto que debe respirar lenta y profundamente.

2. Un ataque de asma leve debería resolverse en pocos minutos. Si esto no ocurre, la persona puede necesitar más inhalaciones según su plan personal.

3. Contacte con los números de emergencia en caso de un ataque de asma grave, si el inhalador no funciona o si la persona sigue empeorando o muestra dificultad para respirar.

4. Controle los parámetros vitales hasta que llegue la ayuda.

5.9 PERFORACIÓN PULMONAR

Los pulmones están protegidos por la caja torácica, una estructura ósea formada por 24 costillas cuya función es proteger todos los órganos vitales, como los pulmones, el corazón o el hígado.

No obstante, si un objeto punzante consigue penetrar en el interior de la caja torácica, podría causar graves daños en los órganos internos. Los pulmones pueden dañarse fácilmente tanto por factores externos como internos. Cuando la doble membrana que recubre los pulmones está dañada, el aire puede entrar en el espacio entre las dos membranas y ejercer presión sobre el pulmón, provocando su colapso (neumotórax).

Esta dificultad para respirar también puede dañar la circulación sanguínea y el flujo de oxígeno a los tejidos.

Síntomas

- Dificultad para respirar y dolor
- Sensación de alarma y miedo
- Color cianótico y labios que tienden al color grisáceo
- Venas prominentes en el cuello
- Tos acompañada de sangre

Intervención

1. Ayude al sujeto a sentarse y, si la herida no sangra, déjela expuesta.

2. Si la herida sangra, aplique presión sobre ella utilizando una gasa estéril.

3. Contacta con los números de emergencia y comprueba que la persona permanece en la misma posición hasta que llegue la ayuda.

4. Controle los signos vitales hasta que llegue la ambulancia.

5. Si el sujeto está inconsciente, abra la vía aérea y compruebe la respiración.

CAPÍTULO 6
HERIDAS Y HEMORRAGIAS

6.1 EL SISTEMA CIRCULATORIO

El sistema circulatorio está formado por el corazón y los vasos sanguíneos, que en conjunto suministran a todas las células del cuerpo la sangre que necesitan para realizar sus funciones. Las contracciones del corazón dan a la sangre el empuje que necesita para llegar incluso a las partes más periféricas del cuerpo.

Cuando se daña un vaso sanguíneo, se produce una fuga de sangre, también conocida como hemorragia. En caso de rotura o daño de una arteria, la pérdida de sangre será bastante elevada, ya que este tipo de vaso sanguíneo tiene la función de transportar la sangre del corazón al cuerpo y se caracteriza por una presión elevada. Esto también se aplica a las venas, vasos sanguíneos cuya tarea es llevar la sangre rica en dióxido de carbono al corazón para que las sustancias de desecho sean eliminadas mediante la respiración.

Los capilares, por su parte, son los vasos sanguíneos más pequeños, que se encuentran principalmente en el tejido subcutáneo, y participan en todas las heridas y episodios de hemorragia.

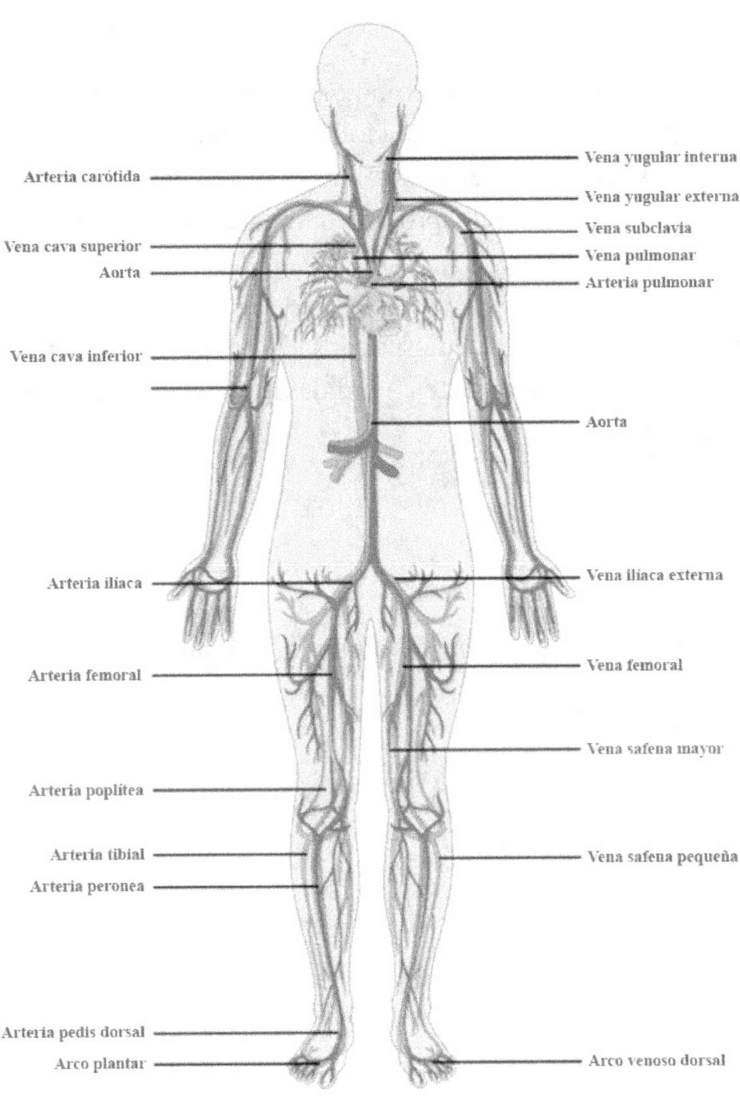

Arteria carótida
Vena cava superior
Aorta
Vena cava inferior
Arteria ilíaca
Arteria femoral
Arteria poplítea
Arteria tibial
Arteria peronea
Arteria pedis dorsal
Arco plantar
Vena yugular interna
Vena yugular externa
Vena subclavia
Vena pulmonar
Arteria pulmonar
Aorta
Vena ilíaca externa
Vena femoral
Vena safena mayor
Vena safena pequeña
Arco venoso dorsal

6.2 SHOCK HEMORRÁGICO

El shock hemorrágico es una condición médica que pone en peligro la vida y que se produce cuando los órganos vitales carecen de suficiente oxígeno. Suele desarrollarse cuando el sujeto pierde más de 1,2 litros de sangre, aproximadamente una quinta parte del volumen total.

El shock hemorrágico puede ser causado por hemorragias internas, fracturas, accidentes, pérdida de otros fluidos corporales o reacciones alérgicas.

Síntomas

- Pulso rápido que se debilita con el tiempo
- Color pálido
- Sudoración
- Respiración rápida y dificultosa
- Debilidad
- Náuseas y/o vómitos
- Sed
- Falta de aire
- Agitación

Intervención

1. Tratar las posibles causas de shock que se puedan identificar, como una hemorragia profusa.

2. Ayude a la persona a tumbarse en el suelo, posiblemente sobre una alfombra o manta que pueda mantenerla caliente. Coloque las piernas del sujeto en una posición elevada por encima del corazón utilizando una silla u otro objeto.

3. Llame a los números de emergencia y afloje la ropa en la zona del cuello, el pecho y la cintura.

4. Mantenga al sujeto caliente cubriendo el cuerpo y las piernas con chaquetas o mantas.

5. Controle los signos vitales hasta que llegue la ayuda.

6.2.1 HEMORRAGIA EXTERNA

La hemorragia externa, especialmente cuando es grave, puede ser un gran factor de estrés para el organismo y, por esta razón, podría degenerar rápidamente en un shock hemorrágico.
En estas situaciones, es importante comprobar la presencia de objetos en el interior de la herida, teniendo cuidado de no ejercer una presión directa sobre el cuerpo externo ni removerlo.

Intervención

1. Con los dedos o las palmas de las manos, presione directamente la herida con una gasa estéril para controlar la hemorragia. Si no se dispone de gasas estériles, pida a la persona que se aplique la presión ella misma proporcionándole apoyo.

2. Llama a los números de emergencia y detalla el tipo de lesión y la gravedad de la pérdida de sangre.

3. En cuanto la hemorragia esté controlada, asegure la gasa o la compresa con una red elástica para que siga ejerciendo presión sobre la herida sin restringir la circulación sanguínea.

4. Como existe una alta probabilidad de que se produzca un shock hemorrágico, pídale a la persona que se tumbe con las piernas elevadas y cúbrala con una manta u otro tejido para mantenerla caliente.

5. Si la hemorragia continúa, retire el vendaje y vuelva a aplicar presión con una gasa nueva. Una vez que la hemorragia se haya estabilizado, vuelva a utilizar una venda para fijar la gasa.

6. Compruebe la circulación sanguínea en la zona lesionada para asegurarse de que el vendaje no restringe el flujo sanguíneo; controle los parámetros vitales hasta que llegue la ayuda.

Aplicar el torniquete

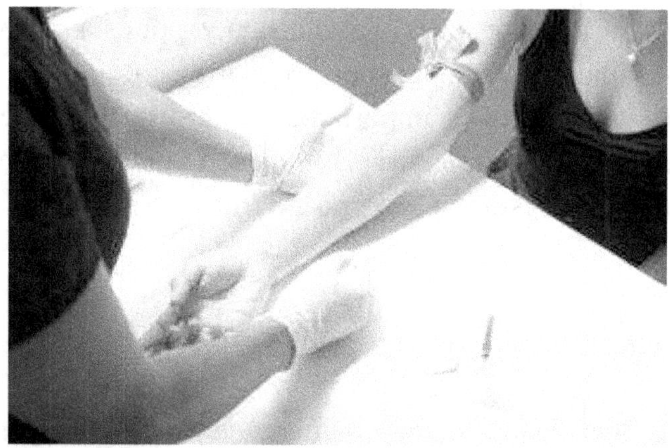

Si no se puede controlar la hemorragia mediante el procedimiento descrito en la página anterior, se puede aplicar un torniquete.
Este es un instrumento especializado y su uso sólo se recomienda a personas especialmente formadas en su utilización.
Por regla general, los torniquetes se venden con directrices proporcionadas por el fabricante; si éstas faltan, pueden colocarse alrededor del miembro afectado a unos 5 cm de la herida. Evite las

articulaciones como los codos o las rodillas y prefiera la aplicación directa sobre la piel.

En los casos en los que no se disponga de un torniquete y haya una persona especialmente entrenada, se pueden emplear soluciones alternativas utilizando un material que no sea elástico, pero que tenga la anchura y la longitud suficientes para que se pueda asegurar adecuadamente alrededor de la extremidad. Se pueden utilizar pañuelos, suéteres, bufandas, etc.

6.2.2 HEMORRAGIA INTERNA

La hemorragia interna se produce cuando hay una hemorragia dentro del cuerpo. Suele estar causada por heridas, lesiones, fracturas o como consecuencia de enfermedades como las úlceras. El mayor riesgo en estos casos es entrar en shock hemorrágico.

Los síntomas de las hemorragias internas pueden ser muy diferentes según la parte del cuerpo afectada. En cualquier caso, es importante comprobar si hay hemorragias en orificios como los oídos, la nariz y la boca.

La única medida que se puede tomar en estas circunstancias es contactar inmediatamente con los números de emergencia o acudir al hospital más cercano.

Síntomas

- Color pálido
- Pulso débil y rápido
- Sed

- Respiración rápida y superficial
- Confusión, agitación e irritabilidad
- Sangrado por uno o más orificios
- Dolor

6.3 LESIÓN POR APLASTAMIENTO

Las lesiones de este tipo suelen ser causadas por accidentes de tráfico o accidentes en obras de construcción. El aplastamiento suele incluir fracturas, hinchazón y hemorragias internas.

El momento es crucial en estos casos, ya que si la persona queda atrapada durante mucho tiempo, pueden producirse complicaciones, como graves daños en el tejido muscular, que, una vez eliminada la presión, darán lugar a una rápida aparición del shock hemorrágico. Además, se liberarán sustancias tóxicas alrededor de la zona afectada que entrarán rápidamente en el torrente sanguíneo y podrían provocar una parada cardíaca.

Intervención

1. Si el sujeto lleva menos de 15 minutos aplastado y puede ser rescatado con seguridad, actúe lo antes posible. Comprobar la pérdida de sangre, revisar y tratar las posibles fracturas.

2. Si el sujeto ha estado atrapado durante más de 15 minutos o no puede ser retirado con seguridad, déjelo en la posición en la que se encuentra e intente tranquilizarlo. Contacta con los números de emergencia.

3. Controle los parámetros vitales hasta que llegue la ayuda.

6.4 CORTES Y EXCORIACIONES

Los cortes y las excoriaciones provocan muy a menudo hemorragias que pueden controlarse fácilmente aplicando presión o levantando. En la mayoría de los casos basta con aplicar un esparadrapo y esperar a que el corte o la rozadura se curen en los próximos días.

Sólo es necesario buscar consejo médico si:

- la pérdida de sangre no se puede detener,
- un cuerpo externo está presente dentro del corte,
- existe un alto riesgo de infección por la mordedura de un animal o

un objeto oxidado,

- el corte muestra signos de infección.

Intervención

1. Si la herida está sucia, límpiala con un chorro de agua, por ejemplo del lavabo, o utiliza toallitas desinfectantes sin alcohol. Aplique presión sobre la herida con una gasa estéril o un esparadrapo, procurando no tocarla directamente con las manos.

2. Limpie la zona alrededor de la herida con agua y jabón y seque la zona. Aplicar un esparadrapo o gasa estéril para cubrir la zona. Si hay riesgo de infección, pida a la persona que se ponga en contacto con su médico.

¡Cuidado con el tétanos!

Se trata de una peligrosa infección causada por una bacteria que se encuentra en el suelo. Esta bacteria, al entrar en la herida, es capaz de multiplicarse dentro del tejido dañado y liberar una toxina que se extiende dentro del sistema nervioso causando espasmos musculares y parálisis.

Por ello, es importante comprobar siempre que el sujeto ha sido vacunado con antitetánica y ha realizado las vacunas de refuerzo necesarias.

6.4.1 HERIDA INFECTADA

Cualquier herida abierta puede infectarse por los gérmenes y bacterias que se encuentran en el entorno. Normalmente, la pérdida de sangre ayuda a expulsar las bacterias que han entrado en la herida y los glóbulos blancos ayudan a eliminar las que quedan dentro.

Sin embargo, si la suciedad o el tejido muerto permanecen en el interior de una herida, la infección puede extenderse dentro del organismo. Cualquier herida que no empiece a cicatrizar en las 48 horas siguientes a su aparición es muy probable que se haya infectado.

Síntomas

- Aumento del dolor y las molestias en la zona afectada
- Enrojecimiento, hinchazón y sensación de calor alrededor de la herida

- Aparición de pus dentro de la herida
- Inflamación de los ganglios del cuello, las axilas o la ingle
- En los casos de infección avanzada pueden aparecer fiebre, sudoración, sed y letargo

Intervención

1. Cubra la herida con una gasa estéril y fíjela alrededor de la herida.

2. Elevar y sujetar la zona del cuerpo lesionada con vendas. Esto es útil para reducir la hinchazón alrededor de la herida.

3. Acompañar a la persona a urgencias para comprobar el estado de la herida, especialmente en los casos de infección avanzada y síntomas clásicos como fiebre, sudoración, letargo o temblores.

6.4.2 EXTRACCIÓN DE UN CUERPO EXTRAÑO DE LA HERIDA

En muchos casos, puede haber cuerpos extraños como fragmentos de vidrio, arena o astillas dentro de las heridas. Antes de iniciar cualquier tratamiento, es importante que se retiren estos objetos para evitar una posible infección o una curación lenta.

La forma más eficaz de eliminarlos es mediante el uso de pinzas con las que se pueden agarrar y extraer. Como alternativa, los cuerpos extraños más pequeños pueden eliminarse lavando la herida con agua fría.

No se recomienda la extracción de objetos que se introducen bruscamente en la herida, ya que esto puede crear daños en los tejidos y empeorar la hemorragia.

Intervención

1. Mantenga la descarga bajo control aplicando presión a ambos lados del cuerpo extraño.

2.Utilice gasas para crear almohadillas que se colocarán a ambos lados del objeto. Estas almohadillas deben llegar a la altura del cuerpo extraño. Esto permitirá envolver la herida y el objeto sin empujarlo más hacia el tejido.

3. Cuando las almohadillas son lo suficientemente altas, es posible envolver la herida y el cuerpo extraño con una red elástica. Tenga cuidado de aplicar una presión suave, sin empujar el objeto. Cuando termine, acompañe al sujeto a la sala de emergencias.

6.4.3 HERIDA EN LA CABEZA

La zona del cuero cabelludo es rica en capilares que fluyen por debajo de la capa de piel, por lo que cualquier pequeño corte puede generar una gran cantidad de sangre. A menudo las heridas, a pesar de las fuertes hemorragias, no son graves, sin embargo, es conveniente comprobar a fondo la lesión para asegurarse de que no hay fracturas óseas o lesiones en el cuello.

Intervención

1. Si hay colgajos de piel fuera de su sitio, vuelva a colocarlos con cuidado sobre la herida y tranquilice a la persona.

2. Cubrir la herida con una gasa estéril o un tejido absorbente limpio. Aplique una presión firme y directa para detener la salida de la sangre.

3. Sujetando la almohadilla sobre la herida, envuelva la cabeza con una venda para mantenerla estable y comprimida.

4. Ayude al sujeto a tumbarse con la cabeza y los hombros ligeramente elevados. Si el sujeto muestra signos de confusión o debilidad, contacte con los números de emergencia.

5. Controlar los signos vitales hasta que llegue la ayuda

6.4.4 HERIDA EN LOS OJOS

Los ojos pueden resultar dañados por golpes directos o por fragmentos de objetos punzantes como vidrio, arena o metal.
Todas estas lesiones pueden ser potencialmente peligrosas, ya que ponen en peligro la capacidad de ver del sujeto. Incluso el daño más superficial puede causar infecciones que pueden dañar la visión de forma permanente.
En estos casos, la extracción de cualquier cuerpo extraño dentro del ojo o incrustado en el iris es altamente desaconsejable.

Intervención

1. Ayudar a la persona a tumbarse de espaldas, animándola a mantener la cabeza y los ojos quietos; el movimiento
 El movimiento del ojo sano también induce el movimiento en el ojo lesionado y esto puede causar más daños.
ojo lesionado y esto puede causar más daños.
2. Proporcione al paciente una gasa estéril y pídale que la coloque sobre el ojo lesionado. Asegure la gasa con
una red elástica o un material adhesivo.

3. Contactar con los servicios de emergencia o acompañar al sujeto a la sala de emergencias más cercana

6.5 PÉRDIDA DE SANGRE DE LAS CAVIDADES NASALES

Las hemorragias nasales son una situación bastante común y se producen cuando los capilares del interior de las fosas nasales se rompen. Esto puede ser causado por golpes directos en la nariz, estornudos, sonarse la nariz, presión arterial alta o tomar medicamentos anticoagulantes.

Si tras un traumatismo craneal se produce una hemorragia de las fosas nasales, es un signo peligroso, ya que indica que el cráneo está fracturado y hay una hemorragia en la zona del cerebro.

Intervenciones

1. Pida a la persona que se siente y que incline la cabeza hacia delante para permitir que la sangre salga de las fosas nasales. Pida al sujeto que respire por la boca y mantenga la parte blanda de la nariz durante unos 10 minutos.

2. En estos casos, hay que asegurarse de que la persona nunca se incline hacia atrás: este movimiento podría arrastrar la sangre hacia la garganta y provocar vómitos.

3. Aconsejar a la persona que no hable, tosa o trague, ya que estos movimientos podrían dañar los coágulos de sangre en las fosas nasales.

4. Después de 10 minutos, invite al sujeto a soltar sus fosas nasales. Si sigue saliendo sangre, invite a la persona a volver a presionar.

5. Tan pronto como la hemorragia haya cesado, limpie la zona manchada de sangre con agua y pida al sujeto que permanezca en reposo durante las siguientes horas, evitando esfuerzos que puedan dañar los coágulos de sangre.

6. Si la hemorragia es muy grave y continúa después de 30 minutos, acompañe al sujeto al servicio de urgencias más cercano.

CAPÍTULO 7
FRACTURAS Y LESIONES MUSCULARES

7.1 SISTEMA MÚSCOLO ESQUELÉTICO

El esqueleto es el soporte en torno al cual se desarrollan todos los tejidos y órganos vitales del cuerpo, incluidos los músculos unidos a él, que permiten el movimiento del cuerpo.

El ser humano tiene 206 huesos, algunos de los cuales son esenciales para la protección de los órganos, como el cráneo, la caja torácica y la columna vertebral. A continuación, los distintos huesos se conectan entre sí a través de las articulaciones, que se apoyan en los ligamentos.

Los huesos son un tejido vivo y contienen en su interior calcio y fósforo, dos minerales esenciales para que sean fuertes y resistentes. Además, tras una lesión, el tejido óseo es capaz de generar nuevo tejido.

Los músculos, en cambio, son los responsables del movimiento del cuerpo humano. Los músculos del esqueleto son capaces de controlar el movimiento y la postura; están unidos a los huesos por tendones, tejidos fibrosos fuertes y elásticos. Los músculos involuntarios están controlados por los nervios autónomos y trabajan constantemente sin necesidad de un control directo y consciente. El ejemplo más famoso de esta categoría es el músculo cardíaco.

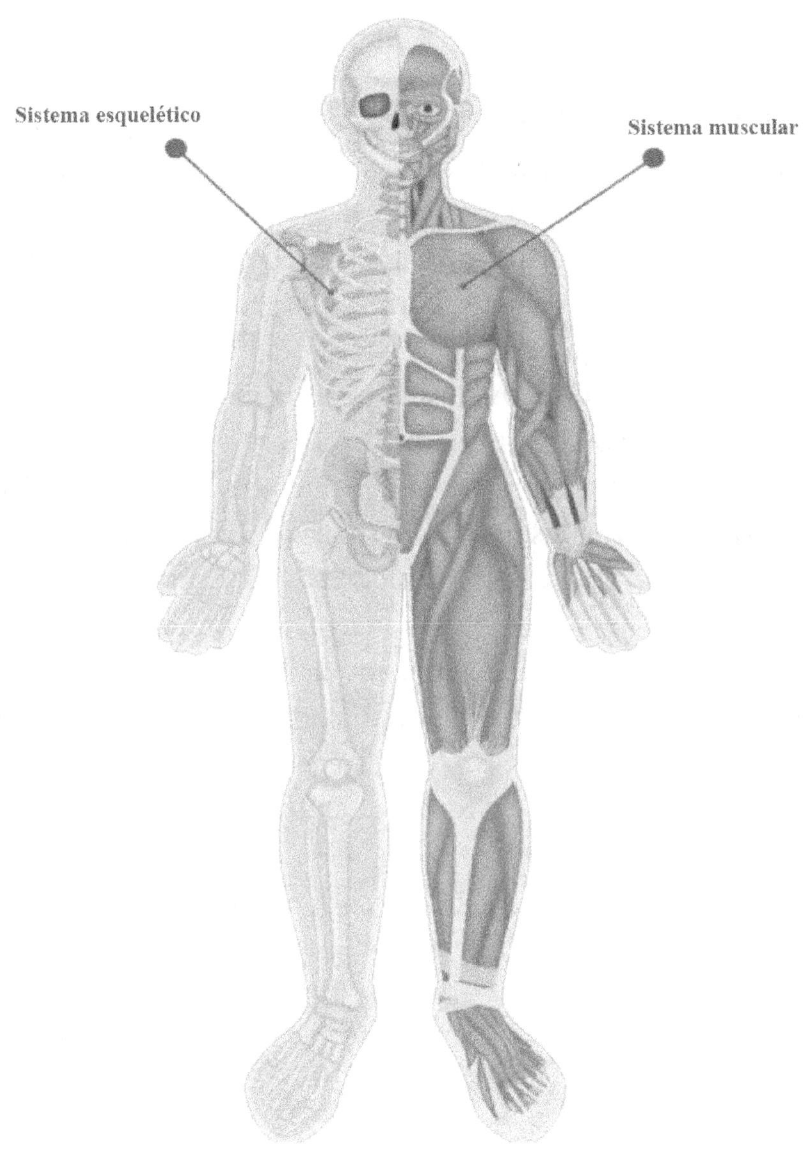
Sistema esquelético
Sistema muscular

7.2 SISTEMA NERVIOSO

El sistema nervioso es un aparato fundamental, ya que su trabajo consiste en recoger y almacenar información que utiliza para controlar eficazmente el cuerpo.

Este sistema está formado por el cerebro, la parte central donde se procesa toda la información, y una densa red de células nerviosas que cubren el interior del cuerpo humano.

El sistema nervioso se divide en un sistema nervioso central y un sistema nervioso periférico. El primero está formado por el cerebro y la columna vertebral, mientras que el segundo está formado por todos los nervios que conectan los elementos del sistema nervioso central con el resto del cuerpo.

El sistema nervioso involuntario controla funciones importantes como la digestión, los latidos del corazón y la respiración. Los nervios, por su parte, se consideran los mensajeros del cuerpo, ya que son capaces de transmitir información al cerebro en forma de impulsos eléctricos.

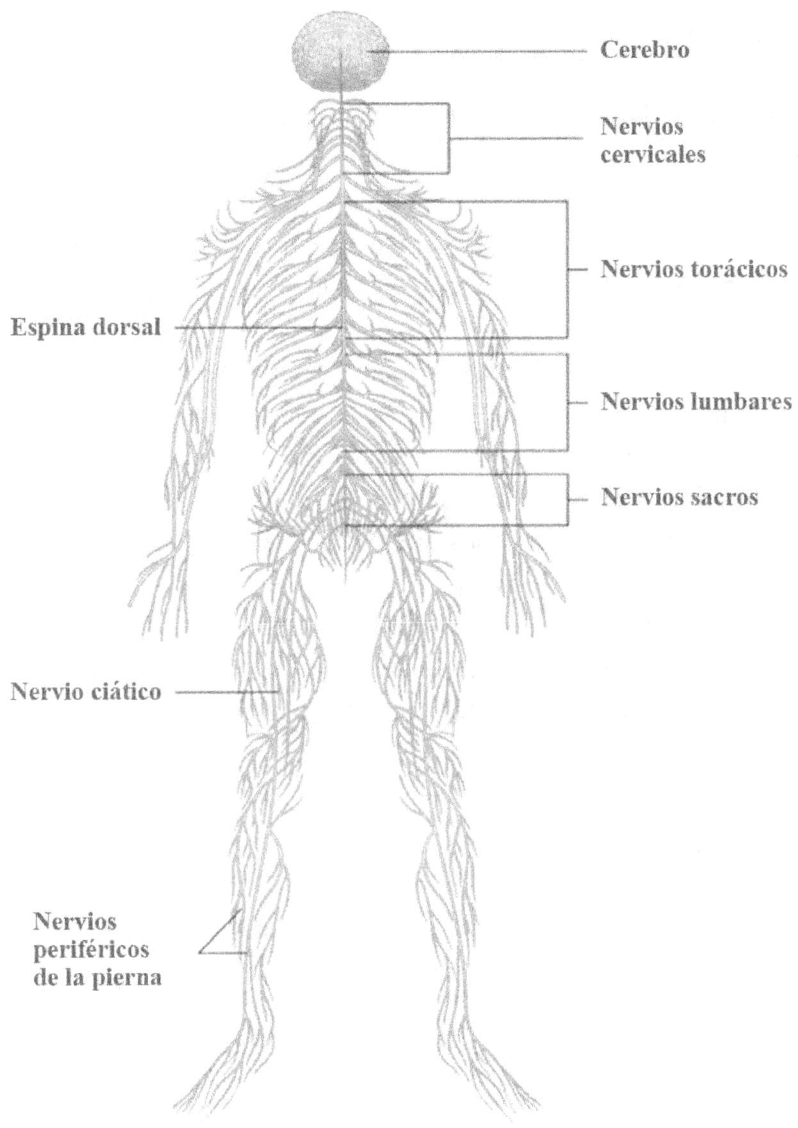

Cerebro
Nervios cervicales
Nervios torácicos
Espina dorsal
Nervios lumbares
Nervios sacros
Nervio ciático
Nervios periféricos de la pierna

7.3 FRACTURA

El término fractura se refiere a cualquier rotura o grieta en un hueso.

Este tipo de lesiones pueden ser no expuestas, cuando la piel alrededor de la fractura permanece intacta, o expuestas si la fractura es visible externamente al perforar el tejido de la piel o provocar heridas.

Esto último es más peligroso, ya que puede provocar una infección. Las fracturas compuestas son lesiones en las que los extremos del hueso no están dañados y, por tanto, no se mueven. Este tipo de fractura suele darse en la muñeca, los hombros, los tobillos y las caderas. Se trata de lesiones que pueden tratarse más fácilmente y en las que el riesgo de crear más daños es mínimo.

En cambio, en el caso de las fracturas compuestas, el hueso dañado se desplaza de su posición anatómica, pudiendo causar daños en los vasos sanguíneos, los nervios o los órganos.

Síntomas

- Deformación, hinchazón o hematomas en la zona lesionada
- Dolor o dificultad de movimiento
- Miembros torcidos o doblados, a veces en posiciones antinaturales
- Signos de shock hemorrágico
- Heridas de las que emerge parte del hueso lesionado

Intervención en caso de fractura no expuesta

1. Invite al sujeto a permanecer quieto, apoyando las articulaciones por encima y por debajo de la zona lesionada con las manos.

2. Coloque un acolchado alrededor de la fractura para dar soporte y acompañe al sujeto a la sala de emergencias más cercana. Si la persona no puede ser trasladada, contacte con los números de emergencia.

Intervención en caso de fractura abierta

1. Proporcionar apoyo a las juntas en la parte superior e inferior de la fractura. Cubra la herida con una gasa estéril y aplique una presión firme en la zona que rodea la herida para controlar la salida de sangre. Tenga cuidado de no presionar directamente sobre el hueso.

2. Vendar la zona lesionada asegurándose de mantener la gasa sobre la herida para frenar la hemorragia. Compruebe la circulación en la zona afectada.

3. Si el hueso es protuberante en relación con la herida, haga almohadillas con material limpio y suave y colócalas alrededor del hueso hasta alcanzar la altura de la protuberancia. Por último, venda la zona sin aplicar presión sobre el hueso.

4. En el caso de una fractura de la extremidad superior, puede acompañar a la persona al servicio de urgencias más cercano. En el caso de una fractura en los miembros inferiores, es aconsejable contactar con los números de emergencia.

5. Vigilar las constantes vitales hasta que llegue la ayuda y comprobar que la persona no levanta las piernas.

7.3.1 LUXACIÓN ARTICULAR

La luxación afecta a las articulaciones y se produce cuando el hueso se desprende parcial o totalmente de su posición anatómica. Es una lesión que puede ser causada por una fuerza externa potente o una contracción muscular violenta.

La luxación es especialmente dolorosa y en la mayoría de los casos afecta a los hombros, las rodillas, los dedos o la mandíbula.

Este tipo de lesión puede tener graves consecuencias, ya que puede causar daños en los nervios circundantes o provocar la fractura de los huesos afectados.

Síntomas

- Dolor agudo
- Incapacidad de mover la articulación afectada
- Hinchazón y/o edema alrededor de la articulación lesionada
- Deformación de la zona afectada

Intervención

1. Pídale a la persona que se quede quieta u ofrézcale apoyo para encontrar una posición cómoda sin mover la zona lesionada.

2. Inmovilizar la zona lesionada. En el caso de una dislocación del brazo, cree un vendaje para fijarlo alrededor del cuello.

3. En el caso de luxaciones de los miembros superiores, acompañe a la persona al servicio de urgencias más cercano. En el caso de luxaciones de los miembros inferiores, contacte con los números de emergencia.

4. Controlar los signos vitales y la circulación alrededor del vendaje hasta que llegue la ayuda. Compruebe que el sujeto no levanta las piernas.

7.4 ESGUINCE Y ELONGACIÓN

Los ligamentos, los tendones y los músculos pueden resultar dañados de muy diversas maneras. Los esguinces y las distensiones se producen cuando los tejidos se estiran en exceso o se lesionan con movimientos bruscos y violentos.
Debido a su naturaleza, estas lesiones suelen estar asociadas a la actividad deportiva y se clasifican en las siguientes categorías:

- Desgarros: se producen cuando el músculo se estira en exceso, puede estar parcialmente lesionado. En la mayoría de los casos, los desgarros se producen en el punto de unión entre el músculo y el tendón.

- Laceración: el músculo o el tendón está completamente lesionado. Suele tratarse de una lesión que afecta al centro del músculo o del tendón.

- Contusiones: se trata de lesiones profundas que se producen en zonas del cuerpo con gran densidad muscular y suelen ir acompañadas de hemorragias en los tejidos circundantes. Esto provoca dolor, hinchazón y edema.

- Esguince: esta lesión se produce cuando los ligamentos que unen los huesos a las articulaciones se lesionan parcial o totalmente. Un esguince afecta principalmente al tobillo y suele estar causado por un movimiento brusco que separa demasiado los huesos de la articulación, desgarrando los tejidos circundantes.

Síntomas

- Dolor y molestias
- Dificultad de movimiento en la parte del cuerpo lesionada
- Hinchazón y/o edema en la zona lesionada

Intervención

1. Ayude a la persona a sentarse o tumbarse sujetando la parte del cuerpo lesionada. Si es posible, mantenga la zona afectada elevada.

2. Aplicar una compresa fría en la lesión para enfriar la zona y reducir la hinchazón, el dolor y la formación de edemas.

3. Mantenga la parte del cuerpo afectada elevada; esto reducirá la hinchazón y la formación de edemas.
oedemas. Deje la compresa fría durante 20 minutos.

4. Si el dolor es muy intenso o la persona no puede mover la parte lesionada, llévala a urgencias o llama a los números de emergencia. En caso contrario, pida a la persona que descanse y consulte a un médico si es necesario.
necesidad.

7.5 TRAUMATISMO CRANEAL

Los traumatismos que afectan al cráneo son comunes, pero pueden ser peligrosos, ya que pueden causar daños en el cerebro o en la parte de la columna vertebral correspondiente al cuello.
En los casos más leves en los que el sujeto presenta lesiones o hematomas menores, no debería haber cambios en la conciencia y la reactividad. Sin embargo, en situaciones en las que el impacto ha sido más severo, puede haber cambios temporales en el estado de conciencia y la reacción del sujeto. En estos casos se habla de conmoción cerebral, y está causada por el movimiento del líquido que rodea y protege el cerebro.

En los casos más graves, puede producirse una hemorragia e hinchazón en el interior del cráneo, lo que puede provocar la compresión del cerebro. Esta condición es muy peligrosa y puede ocurrir inmediatamente después del impacto, o en las horas y días siguientes al mismo.

Síntomas

- Breves estados de inconsciencia o ralentización
- Lesión craneal
- Náuseas o estado de confusión
- Ligero dolor de cabeza
- Pérdida de memoria relacionada con los momentos previos al impacto

Intervención

1. Ayude al sujeto a sentarse y aplique una compresa fría en la zona del cráneo que ha sido afectada. Compruebe el estado de conciencia del sujeto verificando si está alerta, responde a las preguntas o instrucciones, reacciona al dolor y responde a los estímulos externos.

2. Vigilar los parámetros vitales y cualquier cambio en el estado de conciencia.

3. Espere a que el sujeto se recupere por completo.

4. Si se observan signos de deterioro de la conciencia, se debe aconsejar al sujeto que consulte a su
médico.

5. En caso de lesión grave en la cabeza, llame inmediatamente a los números de emergencia. Si el sujeto queda inconsciente, mantenga las vías respiratorias abiertas dejándolo en la posición en la que se encuentra. Controle los parámetros vitales hasta que llegue la ayuda.

7.5.1 TRAUMATISMO FACIAL

Las fracturas de los huesos de la cara se producen en la mayoría de los casos como resultado de una contusión grave. En los casos más graves, este tipo de traumatismo puede parecer bastante alarmante, ya que puede haber esguinces en los ojos, hinchazón difusa, hematomas o hemorragias de los tejidos dañados en la nariz o la boca.

El mayor peligro es la hemorragia que, combinada con la saliva y la hinchazón de los tejidos, puede obstruir las vías respiratorias y causar dificultades para respirar.

El examen de una víctima de traumatismo facial implica en muchos casos daños en el cráneo, el cerebro o el cuello.

Síntomas

- Dolor alrededor de la zona afectada
- Dificultad para hablar si la mandíbula está dañada
la mandíbula
- Dificultad para respirar
- Hinchazón o deformación de la cara
- Moretones y/o ojo morado
- Pérdida de sangre y/u otros líquidos por la nariz o los oídos

Intervención

1. Ayude a la persona a sentarse y compruebe que las vías respiratorias están abiertas y no obstruidas.

2. Pida al sujeto que escupa sangre, dientes rotos u otros tejidos que puedan haber sido dañados durante el impacto.

3. Coloque una compresa fría en la zona afectada de la cara para reducir el dolor y la hinchazón. Contacta con los números de emergencia.

4. Controle los parámetros vitales hasta que llegue la ambulancia.

5. En caso de que el sujeto quede inconsciente, abra las vías respiratorias y compruebe la respiración.

7.6 FRACTURA NASAL

Las fracturas óseas suelen producirse por golpes directos en la cara. En muchos casos, este tipo de lesión se acompaña de una inflamación de los tejidos faciales y del cierre de las vías respiratorias nasales. Esto provoca dolor generalizado y dificultad para respirar correctamente.
Se recomienda que las lesiones nasales se examinen siempre en el hospital.

Síntomas

- Dolor, hinchazón y edema en la zona afectada
- Herida visible o sangrado por la nariz o la boca

Intervención

1. Coloque una compresa fría contra la parte lesionada de la cara para reducir el dolor y la hinchazón.

2. Si la persona sangra por la nariz, siga el procedimiento para detener la hemorragia nasal.

3. Llévalo a la sala de emergencias más cercana para que revisen la lesión.

7.6.1 FRACTURA DE CLAVÍCULA

Las clavículas son importantes para sostener los brazos. Debido a su posición, es poco común que se rompan con un golpe directo.

En la mayoría de los casos, este tipo de fractura se produce por una fuerza indirecta transmitida por el impacto a un hombro o un brazo, por ejemplo en el caso de una caída con los brazos extendidos o abiertos. En personas más jóvenes, la fractura de clavícula puede ser causada por actividades deportivas.

Síntomas

- Dolor y molestias
- Hinchazón y deformación del hombro

Intervención

1. Ayude al sujeto a sentarse. Coloque suavemente el brazo lesionado a lo largo del cuerpo en la posición más cómoda para el sujeto y pídale que apoye el codo de la extremidad afectada con la otra mano.

2. Haz un vendaje en forma de cabestrillo para sujetar el brazo fracturado. Si está disponible, utilice una tela de forma triangular lo suficientemente grande como para sostener todo el antebrazo y asegurar el vendaje alrededor del cuello. Tenga cuidado de hacer el nudo en el lado no fracturado.

3. Si se desea proporcionar apoyo adicional al sujeto, es posible hacer un segundo vendaje atando el arnés previamente confeccionado contra el pecho.

4. Acompañe al sujeto al hospital más cercano.

7.6.2 FRACTURA DE HOMBRO

Las fracturas de hombro pueden producirse como resultado de una caída o de cualquier contusión que provoque una dislocación del hombro, es decir, que el húmero se salga de la articulación con posible rotura de los ligamentos. Es una lesión bastante dolorosa.

Síntomas

- Dolor agudo que empeora con el movimiento del brazo
- Hombro plano y anguloso

Intervención

1. Ayude a la persona a sentarse y coloque suavemente el brazo del hombro lesionado a lo largo del cuerpo en la posición que la persona sienta más cómoda.

2. Apoye el brazo afectado haciendo un vendaje en forma de cabestrillo. Si está disponible, utilice una tela de forma triangular lo suficientemente grande como para sostener todo el antebrazo y asegurar el vendaje alrededor del cuello. Tenga cuidado de hacer el nudo en el lado no fracturado.

3. Acompañe al sujeto al hospital más cercano.

4. No intente nunca volver a colocar el hueso dislocado dentro de su articulación, ya que podría causar más daños.

7.6.3 FRACTURA DE HÚMERO

La fractura de húmero es una lesión que afecta a la parte superior del brazo y puede producirse como resultado de caídas u otros golpes directos en la zona afectada.

En la mayoría de los casos, la fractura afecta a los extremos del hombro y es bastante estable, ya que el hueso fracturado permanece en su posición natural. Por otro lado, esto puede retrasar la identificación de la lesión, que se confunde fácilmente con un simple dolor en el brazo o el hombro.

Síntomas

- Dolor, especialmente durante el movimiento del brazo afectado
- Dolor y/o deformidad en la zona fracturada
- Hinchazón rápida de la zona afectada
- Aparición de hematomas

Intervención

1. Ayude a la persona a sentarse y a quitarse las joyas u otras prendas que puedan crear molestias si la zona se hincha.

2. Coloque el antebrazo de la extremidad lesionada horizontalmente frente al cuerpo del sujeto y pídale que apoye el codo con la otra mano.

3. Coloque almohadillas o material blando entre el brazo fracturado y el cuerpo y haga un vendaje en forma de cabestrillo. Si está disponible, utilice una tela de forma triangular de tamaño suficiente para sujetar todo el antebrazo y asegurar el vendaje

alrededor del cuello. Tenga cuidado de hacer el nudo en el lado no fracturado.

4. Si se desea proporcionar un soporte adicional al sujeto, se puede realizar un segundo vendaje atando el cabestrillo realizado anteriormente contra el pecho en un punto más bajo que la fractura.

5. Acompañe al sujeto al hospital más cercano.

7.6.4 FRACTURA DEL CODO

Este tipo de lesión puede ser causada por una caída en la que el peso sale despedido hacia las manos. En los niños, la fractura de codo suele producirse en un punto justo por encima de la articulación y provoca una fractura compuesta en la que los extremos del hueso pueden dañar los vasos sanguíneos.

En todas estas fracturas, el codo está dolorido y es muy difícil llevar el brazo en posición extendida. Por la misma razón, nunca se debe pedir a una víctima de una posible fractura de codo que doble el codo.

Síntomas

- Dolor, especialmente al intentar mover la articulación
- Dolor en el lugar de la fractura
- Hinchazón, hematoma o deformación de la zona afectada
- Dificultad para mover el codo

Intervención

1. Si es posible doblar el codo, trate la lesión siguiendo el procedimiento de fractura de húmero de la página anterior.

2. Si la persona no puede mover el brazo, ayúdele a sentarse y coloque una toalla alrededor del codo lesionado.

3. Pregunte a la persona cuál es la posición más cómoda y haga un vendaje para sujetar el codo. La posición del soporte dependerá de cómo la persona se sienta más cómoda; es importante no colocar ningún vendaje directamente sobre el lugar de la lesión.

4. Acompañe al sujeto al hospital más cercano. Controle el pulso en la muñeca del brazo fracturado cada 10 minutos.

7.6.5 FRACTURA DEL ANTEBRAZO Y/O DE LA MUÑECA

Los huesos del antebrazo están compuestos por el radio y el cúbito y ambos pueden fracturarse como resultado de una contusión o una caída grave. Al tratarse de una zona del cuerpo bastante delgada, este tipo de fracturas suelen quedar al descubierto.
La fractura de la muñeca se produce con mayor frecuencia como resultado de una caída en la que la mano no está bien sujeta. Es bastante raro que esta articulación sufra una dislocación; por el contrario, es más común que sufra un esguince.

Síntomas

- Dolor al intentar mover la zona lesionada

- Hinchazón, hematoma o deformación de la extremidad
- En el caso de una fractura expuesta, puede haber una hemorragia

Intervención

1. Pida al sujeto que se siente y coloque el antebrazo fracturado horizontalmente sobre el pecho y doble el codo. Si es posible, pida al sujeto que apoye la extremidad con la otra mano. Quítese anillos, pulseras, relojes u otros accesorios que puedan crear molestias en caso de hinchazón.

2. Utilice un vendaje triangular, coloque la base entre el brazo fracturado y el pecho y envuelva el antebrazo lesionado con una toalla u otro tejido blando.

3. Haga un cabestrillo asegurando el vendaje alrededor del cuello. Asegúrese de hacer el nudo en el lado opuesto de la fractura.

4. Si se desea un soporte adicional para el sujeto, se puede hacer un segundo vendaje atando el cabestrillo hecho anteriormente contra el pecho. Coloque el vendaje lo más cerca posible del codo.

5. Acompañe al sujeto al hospital más cercano.

7.6.6 FRACTURA DE LA MANO Y/O DE LOS DEDOS

Los huesos que componen la mano pueden sufrir lesiones de diversa índole, como fracturas, cortes o abrasiones.
Las fracturas menores que afectan a un solo hueso o a un dedo se deben muy a menudo a una fuerza directa. Las fracturas múltiples, en cambio, afectan a varios huesos de la mano y son lesiones causadas por una contusión más grave. Las fracturas pueden quedar

expuestas y, si van acompañadas de hemorragias profusas e hinchazón, es importante prestar ayuda inmediata.

En estos casos, siempre es aconsejable comparar ambas manos para observar las deformidades que pueden no verse a primera vista.

Síntomas

- Dolor especialmente al mover la mano y/o los dedos
- Hinchazón, hematomas y deformación de la mano
- Posible hemorragia en caso de fractura expuesta

Intervención

1. Ayude al sujeto a sentarse y anímelo a levantar y apoyar la mano lesionada. Tratar cualquier hemorragia y cubrir las heridas con un esparadrapo sin aplicar una presión excesiva.

2. Retire los anillos o pulseras antes de que la mano comience a hincharse e invite a la persona a mantener la mano en alto para reducir la hinchazón.

3. Envuelva la mano fracturada con una toalla u otro tejido blando para protegerla.

4. Pida al sujeto que coloque el miembro fracturado en diagonal sobre el pecho, apoyando los dedos de la mano lesionada en el hombro opuesto. Coloque el vendaje sobre la extremidad, apoyando un extremo en el hombro no lesionado y manteniendo la punta del vendaje por debajo del codo.

5. Pida a la persona que le ayude a envolver la base del vendaje alrededor de todo el antebrazo y la mano.

6. Lleve el extremo inferior del vendaje hacia atrás y hacia arriba, haciéndolo coincidir con el extremo colocado previamente en el hombro no lesionado.
hombro lesionado. Haz un nudo por encima de la clavícula.
7. Si se desea dar un soporte adicional al sujeto, se puede hacer un segundo vendaje atando el cabestrillo recién hecho contra el pecho. Tenga cuidado de hacer el vendaje lejos de la fractura.
8. Acompañe al sujeto al hospital más cercano.

7.6.7 FRACTURA DE UNA O MÁS COSTILLAS

Las costillas pueden fracturarse por una fuerza directa, como una caída o un accidente. Si la fractura va acompañada de una lesión o la costilla perfora un pulmón, la capacidad respiratoria del sujeto puede verse gravemente afectada.
Este tipo de lesión provoca el llamado colgajo torácico fluctuante, en el que el hueso roto se desplaza hacia dentro cuando el sujeto inhala y hacia fuera cuando exhala. Este movimiento puede dificultar la respiración, además de causar posibles daños a los órganos circundantes.

Síntomas

- Dolor en la zona de la fractura
- Dolor durante la respiración profunda
- Edema, hinchazón o lesión en la zona de la fractura
- Respiración débil
- Síntomas de hemorragia interna o shock hemorrágico

Intervención

1. Ayude al sujeto a sentarse e invítele a colocar su brazo sobre el lado fracturado. Si se desea un apoyo adicional, se puede añadir un vendaje para estabilizar la zona afectada.
2. Acompañe al sujeto a la sala de emergencias más cercana o contacte con los números de emergencia.

7.7 LUMBALGIA

La lumbalgia, o dolor de espalda, es una dolencia común, especialmente entre los adultos. Puede ser aguda, cuando aparece de repente y durante periodos limitados de tiempo, o crónica, cuando persiste durante varias semanas o meses.

Estas molestias están causadas por el envejecimiento o por pequeñas lesiones que afectan a los músculos, ligamentos, vértebras, discos o nervios que forman parte de la columna vertebral. A veces puede ser el resultado de un trabajo manual pesado, una caída o una torsión repentina.

En casos más raros, el dolor puede extenderse a una pierna, tomando así el nombre de ciática. Esta condición es causada por la presión continua en la raíz del nervio

Síntomas

- Dolor en la zona lumbar después de levantar pesos o realizar trabajos manuales
- Posible dolor o temblor en una pierna

Intervención

1. Pida a la persona que permanezca activa para ayudar a movilizar la zona lesionada.

2. Si es necesario, los adultos pueden tomar la dosis recomendada de analgésico.

3. Póngase en contacto con los números de emergencia si se presentan uno o más de los siguientes síntomas: episodios recientes de lesiones en la espalda, fiebre, temblores y entumecimiento en ambas piernas, hinchazón o deformación en la zona de la columna vertebral, dificultades intestinales y urinarias.

7.8 LESIONES DE LA COLUMNA VERTEBRAL

Las lesiones de la columna vertebral pueden afectar a una o varias partes de la espalda y el cuello, como vértebras, discos, músculos, ligamentos o la columna vertebral y los nervios asociados.

Los riesgos más graves asociados a las lesiones medulares son los posibles daños en la columna vertebral, que pueden provocar la pérdida de sensibilidad bajo la zona lesionada.

La columna vertebral y las raíces nerviosas pueden resultar dañadas temporalmente cuando son comprimidas o desplazadas por discos dislocados o huesos rotos. Cuando la columna vertebral está parcial o totalmente lesionada, el daño es permanente.

Las causas más frecuentes asociadas a las lesiones medulares son:
- Caídas de altura
- Caídas sin control durante los ejercicios gimnásticos
- Caídas desde un caballo o una moto
- Caída de un objeto pesado sobre la espalda

- Lesión en la cabeza

Síntomas

Lesión vertebral:

- Dolor en el cuello o la espalda en el lugar de la lesión
- Irregularidades o torsiones en la curva fisiológica de la columna vertebral
- Sensibilidad o edema en la columna vertebral

Lesión en la columna vertebral:

- Pérdida total o parcial del control de las extremidades
- Pérdida de sensibilidad o sensación de ardor u hormigueo
- Incontinencia
- Dificultad para respirar

Intervención

1. Tranquilice al sujeto y pídale que no se mueva y que mantenga la cabeza y el cuello en una posición estable. Contacte inmediatamente con los números de emergencia. No mueva al sujeto a menos que sea necesario por razones de seguridad. cuestiones de seguridad.

2. Si el sujeto no puede mantener la cabeza y el cuello en una posición estable

2. Si la persona no puede mantener la cabeza y el cuello estables, arrodíllate y ayúdale agarrando ambos lados de la cabeza con tus manos. Apoye los codos en el suelo para tener estabilidad en la operación. No cubra los oídos para que el sujeto pueda escuchar las indicaciones.

3. Pida a los presentes que controlen los signos vitales hasta que llegue la ayuda.

4. Si el sujeto está inconsciente, arrodíllese y agarre los lados de la cabeza para mantener la cabeza y el cuello en una posición estable y neutral. A continuación, abra las vías respiratorias colocando las yemas de los dedos en las esquinas de la mandíbula del sujeto y presionando ligeramente para abrir las vías respiratorias.

5. Compruebe la respiración del sujeto, si no está presente inicie la maniobra de reanimación cardiopulmonar hasta que llegue la ayuda o el sujeto recupere la conciencia.

7.9 FRACTURA DE PELVIS Y FÉMUR

La fractura de fémur requiere una fuerza extrema, por lo que generalmente es causada por accidentes de tráfico o caídas desde alturas elevadas. Es una lesión peligrosa porque el hueso fracturado puede dañar las arterias principales y causar hemorragias graves.

La fractura del cuello del fémur es bastante común en las personas mayores, especialmente en las mujeres, en el hogar de menor densidad o sea y osteoporosis típicas de la edad avanzada.

Síntomas

-Dolor en la zona fracturada
-Incapacidad para caminar
-Signos de shock hemorrágico
-Posición antinatural de la pierna

Intervención

1. Ayudar a la persona a acostarse boca arriba.
2. Apoyar la pierna lesionada en la rodilla y el tobillo.
3. Póngase en contacto con los números de emergencia. Si la ayuda llega rápidamente, es suficiente mantener la pierna en la misma posición hasta que llegue la ambulancia.
4. Si la ayuda requiere más tiempo, puede inmovilizar la pierna. Acerque la pierna no fracturada a la pierna lesionada. Con un vendaje u otros tejidos adecuados, ate los tobillos y los pies de las dos piernas juntas. Repita la operación incluso a la altura de las rodillas. Finalmente, con la misma técnica, hacer dos vendajes en las partes superiores e inferiores de la fractura. Asegure las cuatro vendas en la pierna no lesionada. Coloque material blando entre las dos piernas para evitar rozaduras.
5. Controlar la circulación en las zonas adyacentes a los vendajes. Si es posible, cubra al sujeto con una manta u otros tejidos que puedan mantenerlo caliente. Monitorear sus signos vitales hasta que llegue la ayuda.

7.9.1 FRACTURA DE LA TIBIA

Una fractura de tibia suele estar causada por un golpe violento, como el generado por un accidente.
Este tipo de lesión suele ir acompañada de heridas y fracturas abiertas.

Síntomas

- Dolor localizado
- Hinchazón, edema o deformación de la pierna
- Heridas abiertas
- Incapacidad para mantenerse en pie sobre la pierna lesionada

Intervención

1. Ayude al sujeto a tumbarse y sujete la pierna fracturada colocando una mano en la rodilla y otra en el tobillo. Si hay una herida, límpiala y activa las maniobras necesarias para frenar la hemorragia.
2. Contacta con los números de emergencia y mantén la pierna estable hasta que llegue la ayuda.
3. Si la llegada de la ambulancia tarda un poco, se puede hacer un apoyo para estabilizar la tibia fracturada. Acérquese a la pierna no lesionada y ate las dos extremidades a la altura del tobillo, a la altura del pie, a la altura de la rodilla y, por último, por encima y por debajo del punto en el que está fracturada la tibia. Asegura todos los vendajes en el lado de la pierna no lesionada y añade material suave entre las dos piernas para evitar rozaduras.
4. Mantenga las piernas inmóviles hasta que llegue la ayuda.

7.10 LESIÓN DE LA RODILLA

La articulación de la rodilla es crucial para mover las piernas correctamente y se apoya en músculos y ligamentos fuertes.
Una lesión en esta parte del cuerpo suele imposibilitar la flexión o el estiramiento de la articulación. Además, el líquido y la sangre pueden salirse y causar hinchazón alrededor de la zona de la rodilla.

Síntomas

- Dolor al mover la rodilla
- Hinchazón en la zona afectada

Intervención

1. Ayude a la persona a tumbarse en el suelo y coloque una almohada, una manta o una chaqueta debajo de la rodilla para dar apoyo a la rodilla lesionada.
2. Envuelva la articulación con un vendaje extendido desde la mitad de la pantorrilla hasta aproximadamente la mitad del muslo.
3. Contacta con los números de emergencia y comprueba que la persona permanece en la misma posición hasta que llegue la ayuda.

7.10.1 LESIÓN DE PIE

Los huesos y las articulaciones del pie pueden sufrir diferentes tipos de lesiones, como fracturas, cortes o abrasiones.

Para comprobar el estado de un pie potencialmente lesionado, es necesario compararlo con un pie considerado sano. Las fracturas menores pueden causar a menudo deformidades que no son inmediatamente visibles.

Los accidentes o las lesiones pueden provocar fracturas abiertas acompañadas de hemorragias e hinchazones graves.

Por lo general, se recomienda tratar las lesiones de los pies directamente en el hospital.

Síntomas

- Dificultad para caminar
- Rigidez de movimiento
- Edema e hinchazón
- Deformación

Intervención

1. Ayude a la persona a tumbarse y a sujetar la pierna lesionada. Si hay una herida, límpiala y frena la salida de sangre. Utilice una gasa estéril para protegerla.
2. Quítese las joyas antes de que la zona empiece a hincharse.
3. Aplique una compresa fría en la zona lesionada para reducir la hinchazón y el dolor. Dejar actuar durante unos 20 minutos.

4. Coloca material blando sobre la fractura y asegúrala haciendo un vendaje alrededor del pie.

5. Acompañe a la persona a la sala de emergencias más cercana.

7.11 CALAMBRES

Los calambres son una condición en la que uno o más músculos se ven afectados por espasmos dolorosos repentinos.

En muchos casos se producen por un ejercicio intenso o por una pérdida excesiva de sales y líquidos corporales como consecuencia de una fuerte sudoración y deshidratación. En la mayoría de los casos pueden aliviarse estirando y masajeando los músculos afectados.

Calambre en el pie

Invite a la persona a ponerse de pie y a apoyar el peso de su cuerpo en los dedos de los pies para estirar los músculos afectados por los calambres. Una vez pasados los espasmos, masajea la parte afectada del pie con los dedos.

Calambre en la pantorrilla

Invite a la persona a estirar la pierna afectada. Agarra el pie y flexiónalo hacia delante para estimular el estiramiento de la pantorrilla, luego masajea el músculo.

Calambre en el muslo

Ayude a la persona a tumbarse y a doblar la rodilla de la pierna afectada para estimular el estiramiento del músculo acortado. Masajear el músculo afectado tan pronto como los espasmos hayan terminado.

Calambre femoral

Ayude a la persona a tumbarse y a levantar la pierna afectada por el calambre. Asegúrese de mantener la rodilla recta para estimular la elongación del músculo femoral. En cuanto los espasmos hayan cesado, masajear la zona afectada.

CAPÍTULO 8
QUEMADURAS Y ESCALDADURAS

8.1 EL TEJIDO CUTÁNEO

El tejido cutáneo representa el mayor órgano del cuerpo humano. En efecto, la piel desempeña un papel esencial en la protección del organismo contra las infecciones y en el mantenimiento de una temperatura corporal constante.

El tejido cutáneo está formado por dos capas de tejido: la epidermis y la dermis. La epidermis es la capa externa y su parte superior está formada en su mayor parte por células muertas que son continuamente sustituidas por otras nuevas producidas en la parte más interna de la epidermis. El sebo se encuentra en esta capa y es esencial para proteger la piel.

La dermis, por su parte, representa la capa más interna del tejido cutáneo y contiene vasos capilares, nervios, músculos, glándulas sebáceas y sudoríparas y folículos. Los nervios que terminan en esta capa de la piel son capaces de registrar sensaciones percibidas por la piel como el calor, el frío, el dolor y el tacto de los objetos o las personas.

Una de las tareas básicas del tejido cutáneo es mantener la temperatura corporal entre 35,5° y 37° y esta función está regulada por el hipotálamo, una zona del cerebro.

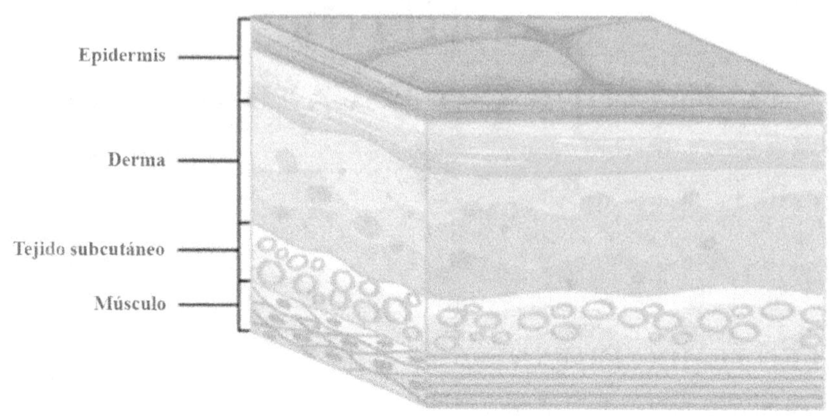

8.2 EL TRATAMIENTO DE UNA QUEMADURA

Cuando el tejido de la piel está dañado por una quemadura, puede perder su capacidad natural como barrera protectora contra las infecciones y las bacterias. Además, puede haber una fuga de fluidos corporales desde los pequeños capilares que atraviesan la dermis.

Si hay que tratar una quemadura, es esencial identificar su causa, comprobar si hay daños en las vías respiratorias y verificar su extensión y profundidad.

Establecer la causa de una quemadura permite identificar otros posibles problemas asociados a ella. Por ejemplo, una quemadura causada por un incendio puede ir acompañada de una intoxicación por monóxido de carbono.

Los daños en las vías respiratorias son un indicador importante, ya que lo más probable es que la persona necesite ayuda urgente para restablecer una respiración adecuada lo antes posible.

Por último, la extensión y la profundidad de la quemadura son útiles para determinar si ha habido una pérdida grave de sangre y líquidos en el cuerpo.

Profundidad de las quemaduras

Las quemaduras se clasifican según la profundidad del daño en el tejido cutáneo. Existen tres niveles de clasificación: quemadura de primer grado, quemadura de segundo grado y quemadura de tercer grado.

La quemadura de primer grado, también llamada quemadura superficial, se limita a la parte más externa del tejido cutáneo, es decir, la epidermis. Es una lesión que, si se trata adecuadamente, suele curarse rápidamente. Las quemaduras de sol son una de las causas más comunes de quemaduras de primer grado, además de los clásicos accidentes domésticos que pueden ocurrir en la cocina.

Las quemaduras de segundo grado son más dolorosas que las de primer grado, ya que destruyen la capa de la epidermis y provocan el enrojecimiento y la formación de ampollas en la zona afectada. Este tipo de lesión también es capaz de curarse adecuadamente cuando se limita a zonas concretas, pero puede llegar a ser mortal si se extiende más del 20% en un adulto o del 10% en un niño.

Por último, las quemaduras de tercer grado representan el nivel más alto de quemaduras. En estos casos, la sensación de dolor no está presente ya que todas las capas del tejido de la piel han sido afectadas y destruidas, y con ellas los nervios sensoriales. En las quemaduras de tercer grado, la piel puede aparecer pálida y cerosa. Las quemaduras de tercer grado requieren atención médica inmediata y urgente.

Tipos de quemaduras que requieren tratamiento hospitalario

Si el sujeto es un niño, siempre se recomienda acudir al hospital más cercano para comprobar a fondo el estado clínico.

En los adultos, se recomienda la supervisión médica en los casos más graves, como:

- Quemaduras de tercer grado;

- Quemaduras en la cara, manos, pies o genitales;

- Quemaduras en la zona de los brazos o las piernas;

- Quemaduras de segundo grado que se extienden por una zona mayor que la

tamaño de la palma de una mano;

- Quemaduras extensas de primer grado en una zona superior al 5% del cuerpo

del cuerpo;

- Quemaduras eléctricas o químicas;

- Cualquier situación de duda.

8.2.1 QUEMADURA GRAVE

Hay que tener mucho cuidado al tratar una quemadura, especialmente una quemadura grave.

En estos casos, la prioridad es enfriar la zona afectada lo antes posible y mantenerla fría durante al menos 20 minutos o hasta que el dolor haya remitido. Una persona que sufre una quemadura grave es muy probable que entre en shock debido a la cantidad de fluidos corporales perdidos y, por lo tanto, tendrá que llamar a los números de emergencia lo antes posible.

Síntomas

- Zonas del cuerpo afectadas por quemaduras de primer, segundo y/o tercer grado
- Dolor
- Dificultad para respirar
- Síntomas del shock hemorrágico

Tratamiento

1. Enfríe la quemadura lo más rápidamente posible, utilizando agua fría. Ayude a la persona a sentarse o tumbarse, si es posible compruebe que la zona quemada no entra en contacto con la tierra u otras posibles fuentes de bacterias.
2. Contacta con los números de emergencia.
3. Continúe enfriando la zona afectada durante al menos 20 minutos o hasta que el dolor haya disminuido. Mientras tanto, compruebe la capacidad respiratoria del sujeto.
4. No tocar ni actuar sobre la quemadura: no retirar cuerpos extraños, ampollas de quemaduras, aplicar cremas o tiritas adhesivas. Si es necesario, quítese la ropa y los accesorios antes de que la zona del cuerpo empiece a hincharse.
5. Una vez que la zona quemada se haya enfriado, cubra la herida con un film transparente para evitar que se infecte. Ponle cinta adhesiva lejos de la zona afectada.
6. Tranquilice al sujeto y cúbrelo con una manta para mantenerlo caliente. Controle los signos vitales hasta que llegue la ayuda.

8.2.2 QUEMADURA LEVE

Las quemaduras leves son pequeñas quemaduras superficiales que se producen sobre todo en accidentes domésticos: tocar una plancha caliente, un horno encendido o una plancha de pelo. La mayoría de ellos pueden tratarse directamente con primeros auxilios sin necesidad de consulta médica.

Como consecuencia de la quemadura, puede aparecer una ampolla, provocada por el escape de líquido del tejido cutáneo. Este tipo de ampolla nunca debe pincharse, ya que podría provocar una infección dentro de la propia herida.

Síntomas

- Piel enrojecida
- Dolor en la zona quemada
- Posible aparición de ampollas en la zona afectada

Intervención

1. Lavar la parte del cuerpo quemada con agua fría durante 20 minutos o hasta que el dolor haya disminuido.
2. Quítese anillos, pulseras u otras joyas que puedan quedar atrapadas si la zona quemada se hincha.
área quemada.
3. En cuanto la quemadura se haya enfriado, cúbrela con film transparente y fíjala con cinta adhesiva.
4. Consulte a un médico si tiene alguna duda sobre el estado de salud de la persona
condición médica del sujeto o si se trata de un niño.

8.2.3 QUEMADURA RESPIRATORIA

Cualquier quemadura en la cara, la boca o la garganta puede ser potencialmente peligrosa, ya que las vías respiratorias pueden hincharse muy rápidamente.

Aunque los síntomas asociados a este tipo de quemaduras son evidentes, no existe un verdadero tratamiento de primeros auxilios: la prioridad será llegar al hospital más cercano lo antes posible para evitar la hipoxia.

Síntomas

- Ceniza alrededor de la nariz y la boca
- Ardor de los pelos nasales
- Enrojecimiento, hinchazón o ardor en la lengua
- Daños en el tejido de la piel alrededor de los labios
- Dificultad para respirar
- Ronquera

Intervencion

1. Contacte inmediatamente con los números de emergencia.
2. Haga lo que pueda para ayudar a la persona a respirar correctamente, por ejemplo, aflojando la ropa alrededor del cuello.
3. Pida a la persona que tome pequeños sorbos de agua para aliviar el dolor y la hinchazón.
4. Controle los signos vitales hasta que llegue la ayuda.

8.2.4 QUEMADURA ELÉCTRICA

El paso de la corriente eléctrica por el cuerpo puede causar quemaduras en los puntos de contacto o en los lugares donde la corriente entró y salió del cuerpo.

Las quemaduras pueden ser accidentales por la caída de un rayo o por las corrientes de alta y baja tensión. Dado que este tipo de accidente puede provocar una descarga eléctrica que provoque una parada cardíaca, en el caso de una persona inconsciente la prioridad será siempre controlar los parámetros vitales y, si es necesario, realizar la reanimación cardiopulmonar.

Síntomas

- Sujeto inconsciente
- Quemadura de tercer grado
- Quemaduras en el punto de entrada y salida actual
- Síntomas del shock

Intervención

1. Antes de tocar el objeto, compruebe que la fuente eléctrica está desconectada o averiada.
2. Lavar las quemaduras con agua fría durante al menos 20 minutos o hasta que se alivie el dolor.
3. Quítese las joyas, relojes u otros accesorios antes de que la zona afectada se hinche. Tenga cuidado de no tocar las quemaduras.
4. Después de enfriar la lesión, coloque una envoltura de plástico o una bolsa de plástico limpia alrededor de ella.

5. Contacte con los números de emergencia y controle los parámetros vitales hasta que llegue la ayuda.

8.2.5 QUEMADURA QUÍMICA

Algunos productos químicos pueden causar irritación, ardor o penetrar en la piel y causar daños permanentes.

Algunas de las sustancias químicas más potentes y peligrosas se encuentran sobre todo en las fábricas, pero incluso en un entorno doméstico es posible entrar en contacto con sustancias químicas perjudiciales para la salud, como pesticidas, productos de limpieza o pinturas.

En todas estas circunstancias, es necesaria la intervención médica; la tarea más importante de los primeros auxilios es identificar la sustancia química responsable de la reacción.

Síntomas

- Productos químicos en las proximidades
- Dolor intenso y punzante
- Aparición de ampollas y excoriaciones en el tejido cutáneo
- Pérdida de color de la epidermis
- Hinchazón en la zona afectada

Tratamiento

1. Asegúrese de que el área alrededor del sujeto es segura y ventile la zona para ayudar a la dispersión de los humos. Utilizar guantes

y gafas de protección para limitar el riesgo de entrar en contacto con sustancias tóxicas.

2. Limpie la quemadura con agua fría durante al menos 20 minutos para dispersar los productos químicos y aliviar la sensación de ardor. Si la persona está tumbada en el suelo, asegúrese de que el agua se escurre y no se deposita debajo.

3. Quítese la ropa contaminada por las sustancias tóxicas.

4. Si es posible, traslade al sujeto a la sala de emergencias más cercana y controle los parámetros vitales hasta su llegada. Proporcionar al personal médico los detalles del agente químico responsable de la quemadura.

8.3 EXPOSICIÓN A SPRAY IRRITANTES

En la actualidad, existen varios aerosoles irritantes en el mercado, todos ellos con efectos similares en las vías respiratorias.

En la mayoría de los casos, los síntomas desaparecen por sí solos unos 20 minutos después de la exposición. En personas con asma, esta sustancia puede provocar un ataque asmático.

Síntomas

- Dolor intenso en los ojos
- Sensibilidad a la luz
- Pupilas enrojecidas y lagrimeo
- Sensación de cuerpo extraño dentro del ojo

Tratamiento

1. Lleve al sujeto al exterior o a un lugar bien ventilado para facilitar la dispersión del spray.

2. Si es posible, utilice guantes y gafas de protección para ayudar al sujeto a desprenderse de cualquier ropa contaminada con la sustancia. Aconsejar al sujeto que no se rasque los ojos. Quítese las lentes de contacto si las tiene.

3. Si la persona no puede volver a abrir los ojos después de 20 minutos, ayúdele a lavarse la cara con abundante agua fría. No lo haga antes ya que puede empeorar los síntomas del spray irritante. Si está disponible, se puede utilizar una solución salina.

4. Si los síntomas no mejoran, acompañe a la persona al servicio de urgencias más cercano.

8.4 QUEMADURA SOLAR

Especialmente en verano, la sobreexposición a la luz solar o a las lámparas solares puede provocar quemaduras.

En la mayoría de los casos, esta afección puede evitarse utilizando regularmente protectores solares siempre que uno se exponga a la radiación ultravioleta. En los casos graves, la piel puede aparecer de color rojo intenso y con ampollas, y también pueden aparecer síntomas de insolación o golpe de calor.

Síntomas

- Piel enrojecida
- Dolor y picor en la zona afectada

- Aparición de ampollas

Intervención

1. Cubra la piel de la persona con ropa ligera y pídale que se aleje de la luz solar directa.
2. Pida a la persona que beba frecuentes sorbos de agua fría y refresque la zona quemada con compresas frías. La zona a tratar puede sumergirse en una bañera de agua fría durante 20 minutos.
3. Si la quemadura solar es leve, una crema para después del sol debería ser suficiente para aliviar el dolor. En los casos más graves, se puede pedir a la persona que tome paracetamol. Si aparecen ampollas u otros daños en el tejido de la piel, es aconsejable consultar a un médico.

8.5 INSOLACIÓN

El golpe de calor está causado por la pérdida excesiva de líquidos y minerales en el cuerpo a través de la sudoración.
Suele desarrollarse lentamente y afecta a personas que no están acostumbradas a las temperaturas cálidas y húmedas o que se exponen a altas temperaturas durante largos periodos. Incluso el ejercicio en un ambiente caluroso puede hacer que el cuerpo produzca más calor del que puede soportar y provocar un golpe de calor.
En casos graves puede convertirse en hipertermia, también conocida como insolación.

Síntomas

- Dolor de cabeza y confusión
- Pérdida de apetito y náuseas
- Sudoración y palidez de la cara
- Calambres en brazos, piernas o músculos abdominales
- Respiración y latidos del corazón rápidos y débiles

Intervención

1. Ayude al sujeto a tumbarse en un lugar sombreado y con buena ventilación. Ayúdale a levantar las piernas.
2. Anímale a beber mucha agua. Si está disponible, añada suplementos de sales minerales para ayudar a hidratar el cuerpo.
3. Controlar las constantes vitales y la temperatura corporal. Remitir a la persona a un médico.
4. Si el estado del sujeto empeora, contacte con los números de emergencia y controle los signos vitales hasta que llegue la ayuda.

8.6 HIPERTERMIA

La hipertermia, también llamada insolación, se desarrolla cuando el área del cerebro que regula la temperatura corporal no realiza sus funciones correctamente.

La temperatura del cuerpo se eleva, generalmente como resultado de una exposición excesiva al calor. Esta afección también puede producirse como resultado del consumo de drogas como el éxtasis. El método más rápido para devolver al cuerpo su temperatura habitual es sumergir al sujeto en una bañera de agua fría.

Síntomas

- Dolores de cabeza y mareos
- Confusión y agitación
- Piel seca, caliente y enrojecida
- Alteración del estado de conciencia del sujeto
- Aceleración de los latidos del corazón
- Temperatura corporal superior a 40°.

Intervención

1. Lleve al sujeto a un lugar fresco y quítele la ropa. Contacta con los números de emergencia.

2. Ayude a la persona a sentarse y envuelvela en una sábana fresca y húmeda hasta que la temperatura corporal alcance los 38°. Si es posible, mantén la sábana húmeda continuando el vertido de agua fría sobre ella. Si no hay pañuelos de papel disponibles, utilice una esponja o toallas húmedas para enfriar al sujeto.

3. Cuando el sujeto haya alcanzado una temperatura normal de 37°/38°, sustituya la sábana húmeda por otra seca.

4. Controle los signos vitales y la temperatura corporal del sujeto hasta que llegue la ayuda.

8.6.1 HIPOTERMIA

La hipotermia se produce cuando la temperatura corporal desciende por debajo de los 35°. Los efectos dependen de la rapidez con que se alcance esta temperatura corporal. Cuando se produce la hipotermia, los vasos sanguíneos del tejido cutáneo dejan de recibir sangre, ya que el cuerpo concentra el flujo sanguíneo para mantener las funciones de los órganos vitales, como el corazón y el cerebro.

Si bien la hipotermia leve puede tratarse, en los casos más graves, en los que el cuerpo alcanza una temperatura inferior a los 30°, esta afección suele ser mortal. En cualquier caso, es importante continuar con los procedimientos de emergencia hasta que llegue la ayuda, ya que puede haber una posibilidad de recuperación.

Síntomas

- Temblores y tez pálida, piel seca y fría
- Apatía, desorientación e irritabilidad
- Letargo o alteración del estado de conciencia
- Respiración lenta y débil
-Latidos del corazón lentos y débil

Intervención

1. Lleve al sujeto a un lugar resguardado lo antes posible y protéjalo del viento u otras inclemencias del tiempo.

2. Proteja al sujeto del suelo. Si está disponible, invite al sujeto a tumbarse sobre una capa gruesa de material aislante, como ramas, sacos de dormir, mantas o periódicos. Envolver al sujeto en mantas aislantes o utilizar otros materiales aislantes y de calentamiento.

3. Si es posible, quítese la ropa mojada o húmeda y mantenga la cabeza caliente. Contacta con los números de emergencia.

4. Si la persona está alerta, ofrézcale bebidas o alimentos energéticos.

5. Controlar los signos vitales y la temperatura corporal hasta que llegue la ayuda.

CAPÍTULO 9
PICADURAS, MORDEDURAS, VENENOS Y CUERPOS EXTRAÑOS

9.1 TIPOS DE VENENOS

El veneno es una toxina, es decir, una sustancia que al ser absorbida por el organismo en determinadas cantidades puede causar daños temporales o permanentes.

Los venenos pueden tomarse por vía oral, absorberse a través del tejido cutáneo, inhalarse, rociarse en los ojos o inyectarse. En cuanto las toxinas entran en el cuerpo, son capaces de introducirse en el torrente sanguíneo y ser transportadas a todos los órganos y tejidos.

Los síntomas y signos de intoxicación son diferentes y varían según el tipo de veneno. Algunos pueden desarrollarse rápidamente mientras que otros muestran los primeros signos después de días. En la mayoría de los casos, los vómitos son un síntoma de los venenos ingeridos por vía oral, mientras que las dificultades respiratorias son típicas de las toxinas inhaladas. Algunas sustancias tóxicas, como los productos químicos y las drogas, se definen como sintéticas. Muchos de estos venenos se encuentran en entornos domésticos y pueden ser potencialmente venenosos si se toman en dosis elevadas.

Otros venenos pueden encontrarse en el entorno natural, por ejemplo en las plantas o los insectos. Pueden producir venenos que pueden irritar la piel mediante el roce, la mordedura o la picadura.

Contratación	Veneno	Posibles Efectos
Vía oral	- Drogas y alcohol - Productos de limpieza - Productos de jardinería y hobby - Planta venenosa - Bacterias de los alimentos	- Náuseas y vómitos - Dolor abdominal - Latidos del corazón irregular - Estado de conciencia alterado
Contacto con la epidermis	- Productos de limpieza - Productos para la jardinería y hobby - Venenos industriales - Plantas venenosas	- Dolor - Hinchazón - Enrojecimiento - Picor - Excoriaciones
Inhalación	- Los humos de los productos de limpieza y hobby - Venenos industriales - Los humos producido por incendios	- Dificultades respiratorias - Hipoxia - Cianosis

Contacto visual	- Productos de limpieza - Productos de jardinería y hobby - Venenos industriales - Plantas venenosas	- Dolor y ojos llorosos - Visión ofuscada
Inyección	- Drogas - Mordeduras y picaduras de animales venenosos	- Dolor, enrojecimiento e hinchazón de la zona afectada - Visión ofuscada - Náuseas y vómitos - Dificultad para respirar - Estado de conciencia alterado - Choque anafiláctico

9.2 ASUNCIÓN DE VENENO POR VÍA ORAL

Los venenos ingeridos por vía oral pueden tener consecuencias negativas en la funcionalidad del tracto digestivo o, si pueden entrar en el torrente sanguíneo, en todo el organismo.

Algunos productos químicos utilizados en la limpieza del hogar o la pintura pueden tener efectos venenosos o corrosivos si se ingieren. Los medicamentos también tienen efectos negativos si se toman en cantidades demasiado elevadas de las prescritas. Además, algunas plantas como las setas o las bayas pueden ser venenosas para el ser humano.

Síntomas

- Ingestión o exposición a una sustancia venenosa
- Vómitos y diarrea
- Calambres y dolor abdominal
- Sensación de calor
- Alteración del estado de conciencia
- Convulsiones

Intervención

1. Si el sujeto se encuentra en un estado alterado de conciencia, pregunte qué ingirió, cuándo y en qué cantidad. Busque pistas que puedan ayudar a identificar el veneno.
2. Contacta con los números de emergencia y da todos los detalles posibles sobre la intoxicación.
3. Controla los parámetros vitales mientras esperas la ayuda. Si la persona está inconsciente, abra las vías respiratorias y compruebe si respira.

9.3 INTOXICACIÓN POR DROGAS O MEDICAMENTOS

Este tipo de envenenamiento se produce como resultado de una sobredosis debida a una ingesta elevada de drogas o medicamentos.

Los efectos varían según el tipo de habitación que se tome y la forma en que se tome.

Categoría	Síntomas
Analgésicos (aspirinas, paracetamol, etc.)	- Náuseas, vómitos, mareos - Estado de confusión - Dolor abdominal - Zumbido en los oídos
Antidepresivos y tranquilizantes	- Letargo hasta la inconsciencia - Respiración superficial - Latidos irregulares y débil
Estimulantes y alucinógenos (anfetaminas, éxtasis, LSD, cocaína, drogas blandas, etc.)	- Excitación, hiperactividad, agitación - Sudoración y temblor - Dolor en el pecho - Alucinaciones - Pupilas dilatadas
Narcóticos (morfina, heroína, opiáceos)	- Confusión - Respiración lenta y débil - Náuseas y vómitos - Dolor de cabeza - Pupilas contraídas
Disolventes (colas, gasolina, etc.)	- Alucinaciones - Estado de inconsciencia

Anestésicos (ketamina)	- Respiración débil - Alucinaciones - Somnolencia

Intervención

1. Si el sujeto está en estado de conciencia, ayúdele a sentarse y pregúntele qué ha tomado y en qué cantidades.
2. Contacta con los números de emergencia dando todos los detalles.
3. Controlar los signos vitales del sujeto hasta que llegue la ayuda.

9.4 INTOXICACIÓN POR ALCOHOL

La ingesta elevada de sustancias de origen alcohólico es capaz de inhibir la actividad del sistema nervioso central y del cerebro. En los casos en los que la ingesta es prolongada o excesiva, pueden producirse alteraciones en el estado físico y mental del sujeto, hasta llegar a la inconsciencia.

Síntomas

- Olor a alcohol y botellas de alcohol en los alrededores
- Alteración del estado de conciencia
- Cara sonrojada
- Respiración profunda y ruidosa
- Pulso acelerado

- Pupilas dilatadas

Intervención

1. Cubre al sujeto con una manta o chaqueta para protegerlo del frío.
2. Comprobar que el sujeto no tiene otras condiciones médicas, como heridas o fracturas.
3. Controle los signos vitales hasta que el sujeto se haya recuperado por completo. Si hay alguna duda sobre el estado de salud del sujeto, es aconsejable contactar con los números de emergencia.

9.5 MORDEDURA DE ANIMAL

La mordedura de un animal o de un ser humano, aunque no sea venenosa, puede causar daños en los tejidos y dejar heridas que podrían introducir gérmenes y bacterias en el organismo.

Una de las infecciones más peligrosas es la rabia, una infección vírica potencialmente mortal que afecta al sistema nervioso. Este virus se encuentra en la saliva de los animales infectados y puede transmitirse a los humanos a través de las mordeduras.

Si se encuentra en un país propenso a la rabia y es mordido por un animal potencialmente infectado, debe buscar atención médica para recibir la medicación adecuada.

Intervención

1. Lavar la herida de la mordedura con agua tibia y jabón para reducir el riesgo de infección.

2. Limpiar la zona afectada con una gasa o algodón estéril. Si la herida es profunda, presione suavemente con una gasa para detener la hemorragia. Cubrir con un esparadrapo y asegurar con vendas.

3. Acompañe a la persona al hospital si la herida está cerca de una articulación, es profunda o si la hemorragia es persistente y profusa.

9.5.1 MORDEDURA DE INSECTO

Las abejas, las avispas y los avispones son los insectos que más frecuentemente pican a los humanos. Normalmente estas picaduras son dolorosas pero no son peligrosas para la salud humana. No obstante, hay que tener en cuenta que algunas picaduras de insectos pueden provocar reacciones graves, al igual que las picaduras en la boca o en el interior de la garganta pueden obstruir las vías respiratorias.

En cualquier caso, siempre es importante comprobar si hay síntomas de reacciones alérgicas que puedan provocar un shock anafiláctico.

Síntomas

- Dolor en la zona afectada
- Enrojecimiento e hinchazón en la zona de la picadura

Intervención

1. Si el pinchazo es visible, frote la zona lo más rápidamente posible utilizando los extremos de una tarjeta de crédito o las yemas de los dedos.

2. Aplique una compresa fría en la zona afectada para reducir la hinchazón. Déjalo actuar durante unos 20 minutos.

3. Vigilar los parámetros vitales y la posible aparición de

3. Vigilar las constantes vitales y cualquier reacción alérgica como dificultad para respirar, enrojecimiento, hinchazón o picor.

4. Contacte con los números de emergencia si la persona muestra síntomas de shock anafiláctico como dificultad para respirar, hinchazón en la cara y el cuello.

5. Si la persona ha sido picada en la boca, los tejidos de la cavidad oral o de la garganta pueden hincharse, causando dificultad para respirar. En este caso, proporcione a la persona cubitos de hielo para que se los lleve a la boca o agua fría para beber. Contacte con los números de emergencia si la zona está hinchada.

9.5.2 MORDEDURA DE GARRAPATA

Las garrapatas son pequeños insectos que viven en la hierba y en las zonas boscosas. Para sobrevivir, se adhieren a otros animales y a los humanos, los muerden y chupan su sangre.

Suelen ser fáciles de detectar en el cuerpo humano, ya que alcanzan un tamaño de 0,5 centímetros. Estos insectos son peligrosos y deben ser eliminados lo antes posible, ya que pueden causar infecciones como la enfermedad de Lyme.

Intervención

1. Con unas pinzas o fórceps, sujete la cabeza de la garrapata lo más cerca posible del tejido cutáneo.
Empuje la cabeza del insecto hacia delante con un movimiento suave y firme. No aplique demasiada presión, ya que esto puede hacer que partes de la boca del insecto permanezcan dentro del tejido de la piel o que la garrapata vomite fluidos llenos de bacterias en la picadura.
2. Coloque la garrapata en un recipiente hermético para su análisis.
3. Busque atención médica para comprobar si hay infección.

9.5.3 MORDEDURA DE SERPIENTE

Las mordeduras de serpiente no son frecuentes en Italia, pero cuando se está al aire libre o en zonas boscosas es posible encontrarse con uno de estos reptiles.
Por lo general, este tipo de mordedura no tiene consecuencias graves para la salud humana, pero no obstante es importante buscar atención médica para revisar la herida. Siempre que sea posible, conviene anotar la hora de la mordedura y el aspecto de la serpiente para facilitar la identificación y el tipo de veneno liberado.

Síntomas

- Dos marcas de pinchazos en la zona afectada
- Dolor, enrojecimiento e hinchazón
- Náuseas y vómitos
- Visión borrosa

- Aumento de la salivación y la sudoración
- Dificultad para respirar

Intervención

1. Ayude al sujeto a sentarse y tranquilícelo. Indíquele que no mueva las extremidades para evitar la propagación del veneno en el cuerpo. Si el sujeto ha sido mordido en un brazo, inmovilice la extremidad con un cabestrillo. En caso de que si la persona ha sido mordida en una pierna, inmovilice el miembro atándolo con el otro con un vendaje. Mientras tanto, contacte con los números de emergencia.
2. Controle los signos vitales hasta que llegue la ayuda.

9.5.4 PICADURA DE UN ANIMAL MARINO

La picadura de una medusa es el caso más común en el que un animal marino pica a un ser humano. En realidad, hay muchos otros peces que utilizan sustancias venenosas para defenderse. La mayoría de los que viven en las aguas del Mediterráneo no son peligrosos, pero en los países tropicales es posible encontrar criaturas marinas capaces de provocar graves intoxicaciones.

Síntomas

- Dolor, enrojecimiento e hinchazón en la zona afectada
- Náuseas y vómitos
- Dolor de cabeza

Intervención

1. Pida a la persona que se siente o se acueste y sumerja la parte del cuerpo afectada en agua caliente durante al menos 30 minutos para desactivar las células venenosas. Si no dispone de agua caliente, limpie la picadura con abundante agua de mar.
Si la persona ha sido picada por una medusa, se puede lavar la herida con vinagre.
2. Vigile los signos vitales y compruebe si hay síntomas típicos de una reacción alérgica, como dificultad para respirar o picor.
3. Si el estado de la persona empeora o se produce una reacción alérgica grave, contacte con los números de emergencia.

9.5.5 OTRAS MORDEDURAS Y PICADURAS

Las picaduras de algunas arañas, escorpiones y mosquitos pueden ser peligrosas para la salud humana. Las mordeduras y picaduras en la cavidad oral también deben tratarse con precaución, ya que pueden causar una inflamación que puede bloquear las vías respiratorias.
Algunas personas también pueden desarrollar reacciones alérgicas que podrían convertirse en un shock anafiláctico.

Síntomas

- Dolor, enrojecimiento e hinchazón en la zona afectada
- Náuseas y vómitos
- Dolor de cabeza

Intervención

1. Ayude al sujeto a sentarse y tranquilícelo.
2. Si es posible, eleve la zona del cuerpo afectada.
Colocar una compresa fría en la zona durante al menos 20 minutos para reducir la hinchazón y el dolor.
3. Controle los signos vitales y compruebe si hay síntomas que sugieran una reacción alérgica, como dificultad para respirar, enrojecimiento, hinchazón o picor.
Si hay señales de este tipo, póngase en contacto con los números de emergencia.
4. También hay que contactar con los números de emergencia si la persona ha sido picada por un escorpión o una araña venenosa.

9.6 EXTRACCIÓN DE UNA ASTILLA

No es raro que una astilla de metal, vidrio o madera penetre en el tejido de la piel. Aunque no es una situación grave, estos cuerpos extraños suelen estar sucios y, por tanto, pueden ser portadores de bacterias.
En la mayoría de los casos, una astilla puede extraerse fácilmente mediante el uso de pinzas. En el caso de que el cuerpo extraño esté profundamente incrustado, se encuentre en una articulación o sea difícil de extraer, es preferible no extraer la astilla y buscar apoyo médico.

Intervención

1. Limpia la zona alrededor de la astilla con agua tibia y jabón.

2. Sujeta las pinzas cerca del extremo inferior e intenta agarrar la astilla lo más cerca posible de la piel.

3. Extraer la astilla siguiendo una trayectoria lineal respecto al ángulo de inserción del cuerpo extraño.

4. Presione suavemente la herida para inducir la hemorragia. Este paso es útil para limpiar la suciedad residual depositada en el interior del tejido cutáneo.

5. Limpia la herida y cúbrela con un esparadrapo.

6. Tenga especial cuidado si la herida es

6. Tenga especial cuidado si la herida está muy sucia o si la persona no está vacunada contra el tétanos. En estos casos, se debe buscar asistencia médica.

9.7 EXTRACCIÓN DE UN CUERPO EXTRAÑO INGERIDO

Un cuerpo extraño puede ser ingerido por error, por ejemplo, un adulto puede comer accidentalmente un hueso, mientras que un niño pequeño puede tragarse un juguete.

Aunque muchos cuerpos extraños pueden pasar por el tracto digestivo, algunos pueden bloquear o perforar órganos.

Intervención

1. Tranquilice a la persona e intente comprender qué tipo de cuerpo extraño se ha ingerido.

2. Si es necesario, contacte con los números de emergencia o, en su defecto, con el médico responsable.

3. No permita que la persona se induzca el vómito, ya que esto puede empeorar la situación. Controle los signos vitales hasta que llegue la ayuda.

9.7.1 EXTRACCIÓN DE UN CUERPO EXTRAÑO EN EL OJO

El polvo, las pestañas o las lentes de contacto pueden lavarse y eliminarse fácilmente de la superficie ocular. Sin embargo, si se tiene dificultad para sacar un cuerpo extraño del ojo, es importante no intentar extraerlo: esto podría dañar el globo ocular. En estos casos es fundamental acudir a la sala de urgencias más cercana lo antes posible.

Síntomas

- Alteraciones visuales anormales
- Dolor o malestar
- Enrojecimiento del ojo y lagrimeo
- Frecuentes sacudidas de los párpados

Intervención

1. Pide al sujeto que no se toque los ojos. Pídale que se siente y observe una fuente de luz.
2. De pie al lado o detrás del sujeto, mantén sus párpados abiertos con tus dedos y pídele que mire a la derecha, a la izquierda, arriba y abajo. Mientras tanto, examine cada parte del ojo para identificar el cuerpo extraño.
3. Si se encuentra un cuerpo extraño en la parte blanca del ojo, lávelo vertiendo agua limpia de un vaso o jarra. Antes de hacerlo, coloque una toalla alrededor de los hombros del sujeto para protegerlos del agua. Mantenga el ojo abierto con los dedos y vierta

el agua del interior del ojo para que el agua escurra sobre la toalla especialmente colocada.

4. Si el cuerpo extraño sigue dentro del ojo, intente extraerlo con un bastoncillo de algodón húmedo o con la punta de un pañuelo.

5. Si el cuerpo extraño no se retira, busque atención médica.

9.7.2 EXTRACCIÓN DE UN CUERPO EXTRAÑO EN EL OÍDO

La presencia de un cuerpo extraño en el interior del oído puede provocar la oclusión del canal auditivo y la consiguiente sordera temporal. En algunos casos, los cuerpos extraños pueden causar daños en el tímpano, por lo que no se recomienda en absoluto intentar extraer objetos alojados en el interior del oído. Existe un alto riesgo de empeorar la situación y empujar el cuerpo extraño más adentro del canal auditivo.

Intervención

1. Calme a la persona y acompáñela al hospital más cercano. No intente extraer el objeto del interior del oído.

2. Tranquilizar al sujeto mientras dure el viaje o hasta que llegue la ayuda.

3. Si el cuerpo extraño es un insecto, puedes intentar extraerlo. En este caso, invite a la persona a sentarse y pídale que incline la cabeza para que la oreja ocluida apunte hacia arriba. Vierta suavemente agua tibia en el oído. De este modo, el insecto debería emerger y salir del canal auditivo. Si esta técnica no funciona, busque ayuda médica.

9.7.3 EXTRACCIÓN DE UN CUERPO EXTRAÑO DE LA NARIZ

Los cuerpos extraños en la cavidad nasal pueden provocar infecciones y, si el objeto es afilado, daños en los tejidos. En estos casos, es importante no intentar extraer el cuerpo extraño, ya que esto puede causar lesiones o empujar el objeto hacia la cavidad nasal.

Síntomas

- Dificultad para respirar, respiración nasal y ruidosa
- Hinchazón de la nariz
- Hemorragias nasales

Intervención

1. Invite al sujeto a mantener la calma e invítelo a respirar normalmente por la boca. Recuerde a la persona que no debe intentar retirar el cuerpo extraño con los dedos y que no debe tocarse la nariz.
2. Acompañe a la persona al hospital más cercano para que el personal del hospital pueda extraer el cuerpo extraño de forma segura.

CAPÍTULO 10
CONDICIONES MÉDICAS

10.1 ATAQUE AL CORAZÓN

En la mayoría de los casos, los infartos de miocardio están causados por una obstrucción repentina de los vasos sanguíneos, que impide que la sangre circule correctamente. Por ejemplo, puede estar causada por un coágulo de sangre en una arteria. El principal riesgo en estos casos es que el corazón deje de latir.
Los efectos de un infarto pueden variar en función de la parte del músculo cardíaco afectada.

Síntomas
- Dolor de pecho persistente y fuerte que puede se extienden a la mandíbula o a uno o varios brazos.
- Dificultad para respirar
- Molestias en la parte superior del abdomen
- Colapso repentino
- Mareos o desmayos repentinos
- Sensación de muerte inminente
 - Coloración de los labios con tendencia al azul y a la palidez

- Latidos irregulares
- Sudoración excesiva

Intervención

1. Contacte inmediatamente con los números de emergencia.

2. Ayude a la persona a sentarse en una posición cómoda para aliviar la presión en la zona del pecho. Por lo general, la mejor posición es medio sentado: con la cabeza y los hombros a 45 grados y las rodillas dobladas.

3. Puede invitar al sujeto a tomar una dosis de aspirina masticándola lentamente. Omita este paso si no está seguro de si la persona es alérgica al medicamento.

4. Controle los signos vitales hasta que llegue la ayuda. Si la persona queda inconsciente, abra las vías respiratorias y compruebe la respiración.

10.1.1 INFARTO

El infarto se produce cuando la sangre no llega correctamente al cerebro. Es una de las principales causas de muerte en Italia y en todo el mundo.

Por lo general, se trata de una afección médica que afecta a las personas mayores como consecuencia de problemas de circulación sanguínea e hipertensión arterial. La mayoría de los infartos están causados por un coágulo formado en un vaso sanguíneo que bloquea la circulación de la sangre hacia una parte del cerebro. En algunos casos, los infartos pueden estar causados por la rotura de un vaso sanguíneo y la aparición de una hemorragia en el cerebro.

Síntomas

- Debilidad de los músculos faciales, incapacidad para sonreír
- Debilidad en los brazos, incapacidad para levantar un brazo
- Dificultad para hablar
- Debilidad o entumecimiento de la cara, el brazo o una parte del cuerpo
- Confusión o pérdida de equilibrio
- Dolor de cabeza repentino

Intervención

1. Observa la cara del sujeto y pídele que sonría. En el caso de un infarto, es posible que sólo pueda sonreír por un lado de la cara.
2. Pide al sujeto que levante los brazos. En caso de infarto, es posible que sólo pueda levantar una extremidad.
3. Haga al sujeto algunas preguntas sencillas para comprobar su capacidad de expresarse correctamente.
4. Póngase en contacto con los números de emergencia si se producen uno o varios de los signos anteriores.
5. Tranquilice a la persona y evite que tome líquidos o alimentos, ya que puede tener dificultades para tragar correctamente. Controle los signos vitales hasta que llegue la ayuda.

10.2 DIABETES MELLITUS

Se trata de una enfermedad crónica en la que el cuerpo no produce suficiente insulina. La insulina es una sustancia producida por el páncreas cuya función es regular los niveles de azúcar en la sangre.

De hecho, la diabetes mellitus puede manifestarse en forma de hiperglucemia, cuando los niveles de azúcar en sangre están por encima de los niveles normales, o en forma de hipoglucemia, cuando los niveles de azúcar en sangre están por debajo del rango.

Tipos de diabetes

Las dos categorías principales de diabetes se conocen como diabetes de tipo 1 y diabetes de tipo 2. La diabetes de tipo 1, también llamada diabetes insulinodependiente, suele desarrollarse durante la infancia o la adolescencia y su origen está en el sistema inmunitario. Esta última destruye las células del páncreas responsables de la producción de insulina, privando al organismo de la cantidad que necesita para funcionar correctamente.

La insulina puede administrarse en forma de inyecciones diarias o a través de un instrumento especial equipado con una aguja que puede controlar los niveles de insulina durante el día y liberar la sustancia cuando sea necesario.

La diabetes de tipo 2, en cambio, se desarrolla cuando el organismo no produce suficiente insulina o desarrolla resistencia a la insulina producida por el páncreas. Normalmente, este tipo de diabetes es consecuencia directa de la obesidad, de un estilo de vida incorrecto o de la genética. Hasta hace unas décadas, era una enfermedad que afectaba principalmente a personas mayores de 40 años. Por desgracia, el número de jóvenes con diabetes de tipo 2 ha aumentado en los últimos años. Afortunadamente, es una condición médica que puede ser controlada a través de la dieta, el ejercicio y el control de peso.

10.2.1 HIPERGLUCEMIA

La hiperglucemia está causada por una cantidad elevada de azúcar en el torrente sanguíneo. Esta afección puede desarrollarse lentamente durante un período de unas horas a días.

Una persona que sufra hiperglucemia alcanzará un estado de coma diabético al perder la conciencia. Esta situación requiere tratamiento hospitalario urgente.

Algunas personas llevan brazaletes o etiquetas para alertar a los posibles rescatadores de su estado.

Síntomas

- Piel caliente y seca
- Latidos del corazón y respiración rápidos
- Aliento dulzón y sed excesiva
- Somnolencia hasta el punto de perder el conocimiento

Intervención

1. Contacta con los números de emergencia y explica la situación.
2. Controle los signos vitales hasta que llegue la ayuda. Si la persona queda inconsciente, abra las vías respiratorias y compruebe la respiración.

10.2.2 HIPOGLUCEMIA

Se trata de una condición médica en la que los niveles de azúcar en sangre caen por debajo del rango normal. Se produce cuando el equilibrio entre la insulina y el azúcar se rompe, por ejemplo, como consecuencia de un exceso de ejercicio o de saltarse una o varias comidas. Es una afección común en personas a las que se les ha diagnosticado recientemente la diabetes y que todavía están aprendiendo a mantener sus niveles de azúcar en sangre en equilibrio.

La hipoglucemia se caracteriza por un rápido deterioro de la conciencia y, mucho más raramente, va seguida de convulsiones.

Las personas que padecen esta condición médica suelen llevar kits para controlar los niveles de azúcar en sangre y administrarse insulina si es necesario.

Síntomas

- Cansancio, debilidad o hambre
- Irritabilidad y confusión
- Aceleración de los latidos del corazón
- Palpitaciones y espasmos musculares

Intervención

1. Ayude al sujeto a sentarse. Si lleva consigo un suministro de azúcar de emergencia, como un gel de glucosa, ayúdele a tomarlo. Alternativamente, proporcione al sujeto 15-20 gramos de glucosa; por ejemplo, zumo de frutas o cucharaditas de azúcar.

2. Si la persona responde rápidamente al tratamiento, ofrézcale otros alimentos o bebidas azucaradas y déjela descansar hasta que se sienta mejor. Ayúdale a encontrar el kit para comprobar los niveles de glucosa y vigilar su estado hasta su completa recuperación.

3. Si el estado de la persona no mejora, compruebe si hay otras condiciones médicas. Contacta con los números de emergencia y vigila sus constantes vitales hasta que lleguen los socorristas.

10.3 CONVULSIONES EN LOS ADULTOS

Los ataques epilépticos, o convulsiones, se manifiestan en forma de contracciones musculares involuntarias de todos los músculos del cuerpo. Están relacionados con la actividad cerebral del cerebro.

En general, durante una convulsión el sujeto entra en un estado de conciencia alterado o ausente. La principal causa de este tipo de convulsiones es la epilepsia, mientras que otros factores desencadenantes pueden ser los traumatismos craneales, los niveles bajos de oxígeno o glucosa en el cerebro, las enfermedades neurodegenerativas o la ingesta de tóxicos.

Las crisis epilépticas están causadas por alteraciones recurrentes de la actividad cerebral y se producen de forma repentina. En algunos casos, antes de un ataque, el sujeto puede percibir una señal en forma de una sensación extraña o un olor o sabor particular.

Independientemente de la causa del ataque epiléptico, la prioridad en estas situaciones es asegurarse de que el sujeto mantiene las vías respiratorias abiertas y vigilar los parámetros vitales hasta que se recupere la conciencia.

Secuencia de un ataque epiléptico

- Pérdida repentina de la conciencia
- Rigidez y espalda encorvada
- Sibilancias y respiración ruidosa
- Inicio de convulsiones
- Posible aparición de saliva en el borde de los labios
- Posible pérdida de control de los intestinos o de la vejiga
- Relajación muscular y vuelta a la respiración normal
- Regreso al estado de conciencia
- Posible sensación de cansancio y somnolencia

Intervención

1. Haz espacio alrededor del sujeto y pide a los presentes que se alejen. Retire los posibles objetos peligrosos y anote la hora de inicio de la convulsión.

2. Proteja la cabeza del sujeto de los objetos circundantes y, si es posible, coloque almohadas bajo la cabeza y el cuello.

3. Una vez terminada la convulsión, abra las vías respiratorias del sujeto y compruebe la respiración. Coloque al sujeto en una posición lateral segura.

4. Controle los signos vitales hasta que el sujeto se haya recuperado completamente y compruebe la duración total de la convulsión.

10.3.1 CONVULSIONES EN LOS NIÑOS

Las convulsiones en los niños suelen estar causadas por un aumento de la temperatura corporal tras una infección, por ejemplo, en las vías respiratorias o los oídos. Se trata de convulsiones febriles que se producen porque el cerebro del niño aún no es capaz de mantener bajo control una temperatura excesivamente alta.

Aunque son alarmantes para muchos padres, estas convulsiones no suelen ser peligrosas.

Síntomas

- Alteración del estado de conciencia
- Temblor intenso con los puños cerrados y la espalda arqueada
- Estado febril
- Ojos girados o fijos
- Apnea con la cara enrojecida e hinchada
- Vómitos o pérdida de control de la vejiga y los intestinos

Intervención

1. Coloca almohadas alrededor del niño para evitar que los movimientos bruscos le provoquen lesiones. No intente sujetar al niño.

2. Una vez pasadas las convulsiones, enfríe al niño retirando las mantas y la ropa y asegurando una buena ventilación en la habitación.

3. Coloque al niño en posición lateral segura y contacte con los números de emergencia.

4. Controlar los signos vitales hasta que llegue la ambulancia.

10.4 SEPTICEMIA

La septicemia es una complicación que el organismo puede desarrollar tras una infección aguda en la que se dañan los órganos y tejidos internos.

Aunque la infección es bastante común, la septicemia es una complicación más rara que puede desarrollarse cuando la infección no se cura con el tratamiento. Es una condición médica que causa muchas muertes en todo el mundo, incluyendo las debidas al SIDA, las infecciones urinarias o la neumonía.

La septicemia es más frecuente en los jóvenes, los ancianos y las personas con enfermedades que afectan al sistema inmunitario. A menudo es difícil de reconocer, ya que los síntomas iniciales no son específicos. Por otro lado, las posibilidades de supervivencia dependen de un reconocimiento e intervención rápidos.

Síntomas

Evaluar el riesgo de septicemia si el sujeto tiene una infección reconocida o sospechada y muestra algunos de los siguientes síntomas:
- Disnea severa o respiración rápida y débil
- Dolor severo
- Falta de micción
- Tez pálida
- Manos y pies fríos
- Estado de confusión y dificultad para hablar

Intervención

1. Si se sospecha de una septicemia, contacte inmediatamente con los números de emergencia. No espere a comprobar otros síntomas.
2. Tranquilizar al sujeto tratando el estado febril. Controlar los parámetros vitales hasta que llegue la ayuda.

10.5 MENINGITIS

La meningitis es una infección de las membranas que rodean el cerebro y la columna vertebral. Esta afección puede estar causada por un virus o una bacteria.

La meningitis de origen bacteriano puede causar septicemia y ser mortal o, en caso de supervivencia, provocar una discapacidad grave. En muchos casos, el deterioro se produce muy rápidamente, especialmente cuando la meningitis afecta a los niños.

Síntomas

- Uno o más síntomas relacionados con la septicemia
- Temperatura corporal elevada y otros síntomas febriles
- Dolor de cabeza intenso
- Rigidez en el cuello
- Vómitos
- Sensibilidad a la luz
- En casos graves, aparición de erupciones rojas o violáceas

Intervención

1. Póngase en contacto con los números de emergencia inmediatamente después de la aparición de uno o más síntomas. No espere a que aparezcan otros signos.
2. Comprueba si hay erupciones rojas o violáceas.
3. Tranquilizar al sujeto y tratar el estado febril. Controle los signos vitales hasta que llegue la ayuda.

10.6 COLAPSO MENTAL

La salud mental es un estado de bienestar general que permite a todo ser humano hacer frente a las tensiones de la vida cotidiana. Por término medio, una de cada cuatro personas sufre algún tipo de problema que afecta a su salud mental a lo largo de su vida.

Aunque el estrés forma parte de la vida de todos, para algunas personas, cuando es excesivo, puede llegar a ser peligroso.

El estrés crónico puede provocar problemas de salud mental como depresión, ansiedad, trastornos alimentarios, psicosis o abuso de sustancias.

Esta condición puede tener varios orígenes: estrés físico (enfermedades crónicas), estrés ambiental (aislamiento social, problemas financieros, etc.), estrés emocional (dificultades matrimoniales, relaciones negativas, abuso sexual, etc.).

Al identificar el origen del estrés crónico, es posible reducir los problemas de salud mental y evitar que la situación empeore.

Síntomas

- Falta de apoyo social, sentimiento de inutilidad y falta de confianza en sí mismo
- Alteraciones del sueño, insomnio y cambios en el apetito
- Depresión y/o ansiedad
- Posibles síntomas físicos como sudoración, temblores, dolor pecho, hiperventilación, confusión
- Miedo a perder el control, falta de afecto, deseo
de muerte o suicidio
- Autolesiones o abuso de sustancias

Intervención

1. Escuche al sujeto con empatía y anímelo a hablar libremente. Asegúrele que no será juzgado y respete su privacidad. Ofrezca apoyo emocional.
2. Anímele a buscar apoyo profesional e invítele a hablar con alguien que pueda ayudarle.
3. Si la persona intenta hacerse daño a sí misma, no la critiques por el acto. Ofrézcase a ayudar a tratar cualquier lesión si la persona está de acuerdo.
4. Si la persona tiene tendencias suicidas, anímela a ponerse en contacto con un amigo cercano, un familiar o un profesional. Si ha intentado suicidarse, contacte inmediatamente con los números de emergencia.

10.7 DESMAYO

El desmayo representa una breve pérdida de conciencia causada por una reducción temporal del flujo sanguíneo al cerebro.
el flujo sanguíneo al cerebro. Puede ser una reacción al dolor, al agotamiento, a la falta de comida o al estrés emocional.
Los desmayos son habituales tras largos periodos de inactividad, como estar sentado, especialmente en lugares calurosos. La inactividad hace que la sangre se estanque en las piernas, reduciendo la cantidad de flujo sanguíneo que llega al cerebro.
Por lo general, la víctima de un desmayo se recupera completamente en poco tiempo.

Síntomas

- Breve pérdida de conocimiento que provoca la caída del sujeto
- Ritmo cardíaco lento
- Palidez, piel fría y sudoración

Intervención

1. Si el sujeto se siente débil, invítelo a acostarse. Arrodíllate a su lado y levanta las piernas del sujeto para mejorar la circulación sanguínea en el cerebro. Comprueba que la cara del sujeto recupera la conciencia.
2. Asegúrese de que el sujeto tenga suficiente aire fresco: abra las ventanas o invite a los transeúntes a alejarse.
3. En cuanto el sujeto recupere la conciencia, tranquilícelo y ayúdelo a sentarse lentamente. Si vuelve a mostrar signos de

desmayo, invítele a tumbarse y a levantar las piernas hasta su completa recuperación.

10.8 CHOQUE ANAFILÁCTICO

El shock anafiláctico es una reacción alérgica grave que afecta a todo el cuerpo. Puede desarrollarse en segundos o minutos tras el contacto con el gatillo y puede ser potencialmente mortal.

Durante una reacción anafiláctica, el cuerpo libera sustancias que hacen que los vasos sanguíneos se dilaten, lo que provoca una disminución de la presión arterial y un estrechamiento de las vías respiratorias. Además, la lengua y la garganta pueden hincharse, obstruyendo aún más el paso del aire. La reducción de oxígeno puede causar hipoxia.

Algunas de las causas más comunes del shock anafiláctico son los frutos secos, el marisco, los huevos o las picaduras de abejas y avispas.

Las personas que sufren un shock anafiláctico requieren un tratamiento de emergencia mediante la inyección de adrenalina.

Síntomas

- Enrojecimiento, sarpullido o moretones
- Ojos enrojecidos y llorosos
- Hinchazón de manos, pies y/o cara
- Dolor abdominal, vómitos y diarrea
- Posible dificultad para respirar
- Palidez
- Hinchazón de la lengua y la garganta

- Sensación de miedo, agitación y confusión
- Signos de shock hasta un estado de inconsciencia

Intervención

1. Contacte inmediatamente con los números de emergencia.
2.Si el sujeto lleva una inyección de adrenalina, ayúdele a tomarla. Preste asistencia sólo si ha sido formado para ello. Por lo general, se debe quitar el tapón de seguridad, sujetar el inyector con el puño de la mano y colocarlo en el muslo del sujeto hasta que el dispositivo no haga un clic y libera la adrenalina.
3. Ayude al sujeto a sentarse en una posición que le ayude a respirar correctamente. Si es necesario, ayúdele a acostarse con las piernas elevadas hasta su completa recuperación.
4. Controle los signos vitales hasta que llegue la ayuda.

10.9 ALERGIA

La alergia provoca una reacción anormal del sistema inmunitario cuando el organismo entra en contacto con determinados elementos también llamados alérgenos.

Por lo general, una reacción alérgica se caracteriza por picores, hinchazón, disnea o dificultades digestivas. En casos graves, la reacción puede convertirse en anafilaxia o shock anafiláctico en pocos minutos.

Entre las alergias más comunes están las del polen, el polvo, los frutos secos, el marisco, los huevos, las picaduras de abeja y avispa o ciertos medicamentos.

Síntomas

- Piel enrojecida y sensación de picor
- Ojos enrojecidos y llorosos
- Disnea o dificultad para respirar
- Hinchazón de manos, pies y/o cara
- Dolor abdominal, vómitos y/o diarrea

Intervención

1. Compruebe los síntomas y pregunte a la persona si tiene alguna alergia conocida.
2. Si se detecta, eliminar el alérgeno o alejar al sujeto de él.
3. Tratar los síntomas presentes y, si el sujeto los tiene, pedirle que tome su medicina para la alergia.
4. Si el estado médico del sujeto no mejora o muestra síntomas relacionados con dificultades respiratorias, contacte con los números de emergencia.
5. Controlar los signos vitales hasta que llegue la ambulancia.

10.10 HEMICRÁNEA

Los ataques de migraña suelen producirse de forma bastante fuerte. Las causas pueden ser diversas, como las alergias, el estrés, la fatiga, la falta de sueño, una dieta insuficiente, el consumo de alcohol o ciertos alimentos.

Las personas predispuestas a padecer migraña son, en la mayoría de los casos, capaces de reconocer los signos de su aparición y reciben medicación para combatirla.

Síntomas

- Posibles alteraciones visuales
- Dolor de cabeza intenso y punzante en uno o ambos lados de la cabeza
- Dolor abdominal, náuseas y/o vómitos
- Incapacidad para tolerar la luz o el ruido

Intervención

1. Pida al sujeto que se acueste o se siente en una posición cómoda, lejos de fuentes de luz o ruidos molestos.
2. Insístele en que se tome su medicación para la migraña y que descanse durante unas horas en un lugar tranquilo y oscuro.
3. Si se trata del primer ataque de migraña de la persona, aconséjele que consulte a su médico para comprobar la causa del evento.

10.11 OTITIS Y DOLOR DE MUELAS

La otitis es una inflamación de la parte externa o interna del oído y suele ir acompañada de resfriados, gripe y amigdalitis. En algunos casos puede estar causado por un cuerpo extraño atascado en el interior del canal auditivo o ser consecuencia de un problema dental, por ejemplo, un absceso.

La otitis también puede aparecer tras un vuelo en avión debido a los cambios de presión durante el despegue y el aterrizaje.

Puede haber una pérdida o disminución temporal de la capacidad de oír, y la infección también puede provocar la formación de pus en el oído medio y el consiguiente desgarro del tímpano y la descarga de pus.

El dolor de muelas puede estar causado por la inflamación de la pulpa dental tras la formación de una caries. Cuando esta afección médica no se trata, puede provocar la aparición de dolorosos abscesos, a menudo acompañados de hinchazón en la zona de la mandíbula.

Intervención

1. Si la persona es un adulto, pídale que tome paracetamol u otro medicamento para el dolor. En el caso de un niño, ayúdale a tomar la cantidad prescrita según su edad.
2. Proporcione a la persona una fuente de calor, como una bolsa de agua caliente, y pídale que la coloque sobre la zona dolorida.
3. Especialmente en el caso de los sujetos más jóvenes, póngase en contacto con su médico o dentista.
4. Si hay secreción de los oídos, fiebre o pérdida de la capacidad auditiva, póngase en contacto con el médico.

10.12 DOLOR ABDOMINAL

El dolor abdominal suele ser un síntoma relacionado con afecciones médicas menores, como los problemas digestivos.

Por lo general, el dolor va acompañado de punzadas abdominales, dolores punzantes que se producen sobre todo durante la actividad física. Las punzadas son causadas por la distensión y posterior obstrucción del intestino, lo que provoca cólicos que causan dolor y en algunos casos vómitos.

Con menor frecuencia, el dolor abdominal puede ser un síntoma relacionado con enfermedades más graves que afectan a los órganos internos. Si hay daños en el apéndice o en los intestinos, los líquidos que contienen pueden derramarse en la cavidad abdominal y provocar una inflamación. Esta condición médica se llama peritonitis y puede ser muy peligrosa, ya que aumenta la presión abdominal y la probabilidad de entrar en shock.

La inflamación del apéndice es especialmente frecuente en los niños. Los principales síntomas son dolor desde el centro del abdomen hasta la parte inferior derecha, pérdida de apetito, náuseas, vómitos, fiebre y mal aliento. Si el apéndice se ha roto, se requiere una intervención médica urgente para evitar el desarrollo de una peritonitis.

Intervención

1. Calma al sujeto y ayúdale a tumbarse en una posición cómoda. Si es necesario, obtenga un recipiente para posibles arcadas.

2. Proporcionar al sujeto una fuente de calor para colocar en la zona abdominal, por ejemplo, una bolsa de agua caliente. Si hay alguna duda sobre el estado de salud de la persona o si el dolor es muy intenso y va acompañado de fiebre y vómitos, contacte con los números de emergencia.

3. Controlar los signos vitales del sujeto hasta que llegue la ayuda.

10.13 DISENTERÍA Y VÓMITOS

Estos síntomas suelen producirse como resultado de la irritación del sistema digestivo. Ambas pueden ser causadas por muchos organismos, como virus, bacterias o parásitos. Suelen encontrarse en alimentos o bebidas contaminadas y la infección generada se transmite fácilmente de persona a persona. En los casos de disentería infecciosa, la higiene adecuada de las manos es esencial para la prevención.

Ambas afecciones están causadas por la pérdida de sales y líquidos esenciales para el organismo y la consiguiente deshidratación, aunque la disentería y los vómitos pueden aparecer juntos o por separado. Cuando ambos están presentes, el riesgo de deshidratación aumenta, creando una condición peligrosa especialmente en bebés, niños y ancianos. La mejor manera de prevenir la deshidratación es animar al sujeto a beber frecuentemente agua enriquecida con sales minerales.

Intervención

1. Calma a la persona y ayúdala a sentarse en una posición cómoda. Invite a la persona a beber agua con sales minerales o una bebida sin gas, dando pequeños y frecuentes sorbos.
2. Espere hasta que la disentería o los vómitos se hayan ajustado. Si la persona tiene hambre, invítela a comer sólo alimentos de fácil digestión, como pan, arroz o patatas, durante las próximas 24 horas.
3. Invite a la persona a descansar y a evitar los lugares concurridos, como la escuela o el trabajo, durante al menos dos días.
 4. Si los vómitos o la disentería son intensos y persistentes y la persona es un niño o un anciano, acuda al médico.

10.14 PARTO DE URGENCIA

El parto natural se produce en torno a la semana 40 de gestación y en la mayoría de los casos hay tiempo suficiente para llegar al hospital y dar a luz en la seguridad de la sala de partos. No obstante, existe la rara posibilidad de que se produzca un parto prematuro o un aborto espontáneo. Esta última puede ser especialmente peligrosa, ya que podría provocar una hemorragia grave, por lo que es una afección que requiere atención médica inmediata.

En el raro caso de que sea necesario apoyar a una madre durante el parto, es esencial recordar que no es necesario intervenir, ya que el bebé saldrá de forma natural. Basta con reconfortar, apoyar y escuchar las necesidades de la madre atendiendo a ella y al recién nacido.

Intervención

1. Contacta con los números de emergencia y proporciona todos los detalles posibles, como la duración de cada contracción y el intervalo entre ellas.

2. Ayude a la madre a sentarse o arrodillarse en una posición cómoda. Mantenga la calma y anime a la madre a respirar profundamente durante las contracciones.

3. Masajear la parte baja de la espalda suavemente y con la palma de la mano. Invite a la madre a refrescarse la cara y las manos o a chupar cubitos de hielo.

4. Tan pronto como el cuello del útero esté completamente dilatado, la

4. En cuanto el cuello del útero esté completamente dilatado, el bebé presionará contra el suelo pélvico y la madre sentirá la necesidad de empujar para ayudar al bebé a salir. Asegúrate de que

el entorno que rodea al bebé está lo más limpio posible para reducir el riesgo de infección y retira la ropa que pueda interferir en el parto. Coloque toallas limpias debajo de la madre y anímela a ponerse lo más recta posible.

5. El bebé saldrá de forma natural. En cuanto salga, recógelo con mucho cuidado y dáselo a la madre. Envuélvelo con una toalla o manta limpia. Si el cordón umbilical está alrededor del cuello del bebé y no está demasiado apretado, intenta tirar suavemente de él a través de la cabeza y soltarlo.

Si el bebé no llora, compruebe inmediatamente las vías respiratorias y la respiración siguiendo el procedimiento para bebés inconscientes.

6. Durante los 30 minutos siguientes, el útero expulsará la placenta y el cordón umbilical y se contraerá de nuevo, reduciendo la salida de sangre. En esta fase es necesario tranquilizar y apoyar a la madre sin cortar el cordón umbilical. Si es posible, mantén la placenta y el cordón umbilical intactos para que estén disponibles en caso de que el personal médico necesite revisarlos.

7. Si la hemorragia persiste y es profusa, hay que seguir el procedimiento del shock hemorrágico ayudando a la madre a tumbarse con las piernas elevadas.

CAPÍTULO 11
KIT Y TÉCNICAS DE PRIMEROS AUXILIOS

11.1 KIT DE PRIMEROS AUXILIOS

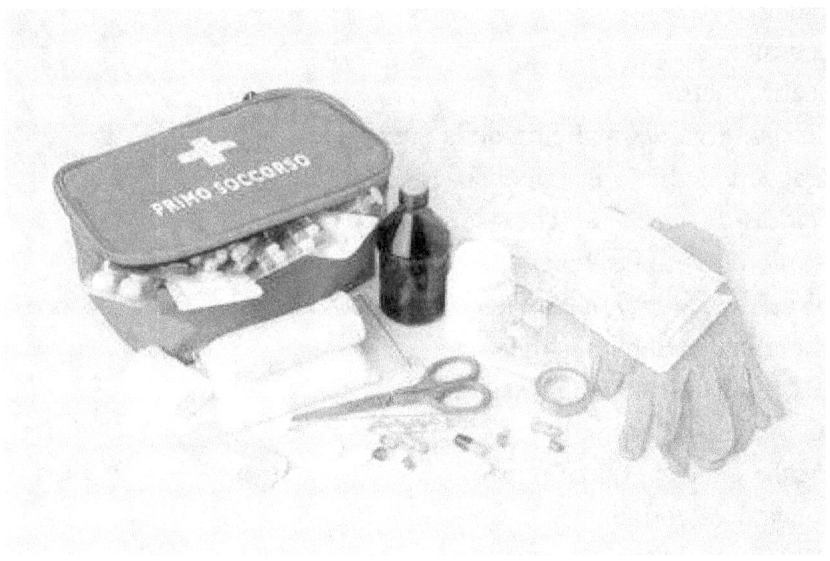

Todos los lugares de trabajo, los hogares, los espacios públicos y los coches deben estar equipados con un botiquín de primeros auxilios.

Los lugares de trabajo y los espacios públicos deben estar equipados con kits que cumplan la normativa legal. Deben colocarse en contenedores especiales y marcarse con un cartel verde con una cruz blanca en el centro. Además, las cajas deben ser fácilmente accesibles para el personal de primeros auxilios o cualquier persona que las necesite.

En el caso de las empresas, los productos sanitarios que debe contener el botiquín varían en función del tipo de actividad y del número de empleados. En general, un kit básico debe contener los siguientes productos sanitarios:

- Guantes estériles desechables
- Pantalla de protección de la cara
- Toallas estériles desechables
- Pinzas estériles desechables para vendajes
- Tijeras
- Torniquetes
- Termómetro
- Dispositivo de medición de la presión arterial
- Paquete de hielo instantáneo
- Tiritas de varios tamaños
- Rollo de yeso de 2,5 cm
- Frasco de solución cutánea de yodopovidona al 10% de yodo
- Botella de solución salina
- Pastillas de gasa estériles 10x10
- Gasas estériles 18x40
- Malla elástica, tamaño medio
- Lana de algodón
- Bolsas desechables para la recogida de residuos médicos

11.1.1 APLICACIÓN DE TIRITAS Y MEDICACIONES

Es aconsejable cubrir las heridas con tiritas y apósitos adecuados, ya que pueden prevenir posibles infecciones.

 Además, en caso de hemorragia grave, los emplastos son útiles para frenar la salida de la sangre.

Si no se dispone de un esparadrapo desechable, se puede utilizar cualquier material limpio y asegurarlo con una red elástica.

Directrices

- Lávese las manos o, si no es posible, utilice un gel desinfectante y use guantes desechables;
- Cubrir la herida con un esparadrapo que sobrepase los bordes del corte;
- Sujetar el esparadrapo por los bordes, evitando el contacto con la zona que se aplicará a la herida;
- Sustituya el esparadrapo en caso de que se mueva o no se adhiera bien a la herida;
- En el caso de que se produzcan fugas de sangre del esparadrapo aplicado, retírelo y presione la herida con un nuevo esparadrapo. En cuanto la hemorragia esté controlada, asegure el esparadrapo con la red elástica;
- Al final del tratamiento, coloque todos los dispositivos médicos usados en la bolsa de recogida de residuos médicos desechables.

11.1.2 APLICACIÓN DE GASAS ESTÉRILES CON RED ELÁSTICA

1. Desenrolle una red elástica y desenvuelva el esparadrapo colocándolo directamente sobre la herida.

2. Coloque la red elástica sobre la escayola, sujetándola con las manos por ambos lados de la misma.

3. Rodea la extremidad para asegurar el esparadrapo sobre la herida y continúa hasta que la gasa esté completamente cubierta.

4. Asegure el vendaje haciendo un nudo en los bordes de la malla elástica en la gasa. Esto aumentará la presión ejercida sobre la herida.

5. Compruebe la circulación del miembro y, si es necesario, afloje el nudo y repita la operación. Compruebe la circulación cada 10 minutos.

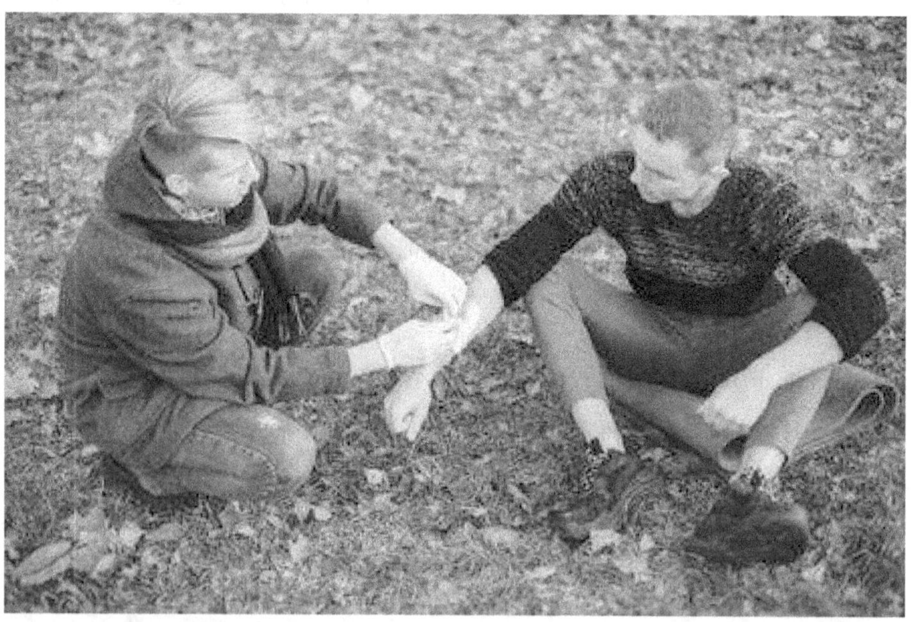

11.1.3 CONFECCIÓN DE UN VENDAJE

Los vendajes son importantes en varias intervenciones de primeros auxilios, por ejemplo para controlar una hemorragia, inmovilizar un miembro o asegurar una compresa de gasa.

Las vendas pueden ser:
 - Bucle normal: cuando se quiere fijar una gasa a una extremidad.
- Tubular: cuando se quiere vendar un dedo o sujetar una articulación.
- Triangular: cuando se desea un vendaje en cabestrillo para inmovilizar un brazo.

Directrices

- Explica al sujeto lo que vas a hacer e invítale a sentarse o tumbarse en una posición cómoda;
- Apoye la zona del cuerpo lesionada mientras hace el vendaje;
- Pase la venda por las cavidades naturales del cuerpo, como las de los tobillos, las rodillas o el cuello, y luego deslice la venda para ajustarla;
- Aplique los vendajes con firmeza pero sin interferir en la correcta circulación de la sangre;
- Si es posible, deje expuestas las puntas de los dedos de los pies o de las manos para poder controlar la circulación sanguínea;
- No haga nudos sobre una zona ósea del cuerpo;
- Después de asegurar el vendaje, compruebe regularmente la circulación de la sangre y, si es necesario aflojar y volver a aplicar el vendaje.

11.1.4 VENDAJE DE BUCLE NORMAL

Este tipo de venda puede estar hecha de algodón, gasa, tejido elástico, lino o cualquier otro material disponible que sea elástico y limpio. Es un vendaje que se realiza siguiendo movimientos circulares de abajo hacia arriba alrededor de la extremidad o parte del cuerpo hasta cubrir completamente el esparadrapo o la gasa aplicada previamente.

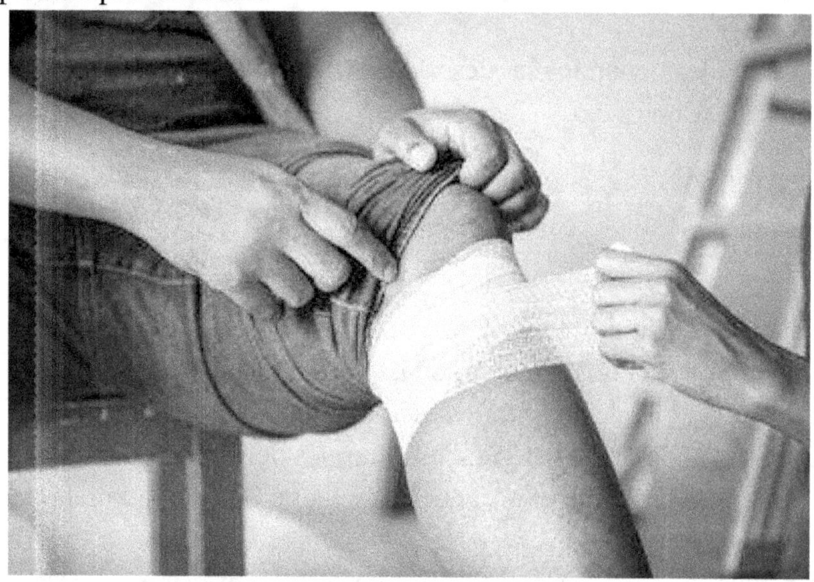

1. Coloque el extremo de la venda debajo de la herida. Comenzando desde el interior hacia el exterior, envuelva el vendaje alrededor del esparadrapo o la gasa.
2. Continúe con un movimiento en espiral. Tenga cuidado de cubrir al menos la mitad de la capa anterior de venda con cada rotación. Continúe envolviendo hasta que el yeso aplicado anteriormente esté completamente cubierto.
3. Una vez alcanzada la parte superior, completar el vendaje con una última vuelta recta solapando la penúltima capa de vendaje.
4. Asegura el extremo de la venda con una cinta o un imperdible.

5. Compruebe la circulación cada 10 minutos y afloje el vendaje si es necesario.

11.1.5 VENDAJE TUBULAR

Este tipo de vendaje puede realizarse con tejido elástico tubular. Suele venderse en forma de rollo y va acompañada de una ayuda médica en forma de tubo necesaria para aplicar la gasa correctamente.

El vendaje tubular es útil para asegurar el vendaje pero no puede detener la hemorragia.

1. Corta un trozo de gasa tubular. La longitud debe ser aproximadamente dos veces y media la longitud del dedo de la persona lesionada. Presione todo el trozo de gasa dentro del aplicador y luego introdúzcalo en el dedo lesionado.

2. Sujetando el extremo de la gasa con el dedo, tire lentamente del aplicador dándole dos vueltas para fijar el apósito en la parte inferior del dedo.

3. Mantenga la gasa en la base del dedo y deslice el aplicador para aplicar una segunda capa de gasa. Una vez terminado, retire el aplicador.

4. Asegure la gasa en la base del dedo con cinta adhesiva. Compruebe la circulación cada 10 minutos y, si es necesario, retire el vendaje y vuelva a aplicarlo.

11.1.6 VENDAJE TRIANGULAR

Este tipo de venda puede comprarse o puede obtenerse cortando o doblando en diagonal una tela de forma cuadrada.

Es especialmente útil si se quiere hacer un cabestrillo con el que inmovilizar un brazo. En estos casos es necesario invitar al sujeto a sostener el brazo frente a él, apoyándolo en el abdomen y doblándolo a 90 grados.

1. Pídale al sujeto que apoye el brazo con la otra mano de manera que el antebrazo quede ligeramente más alto que el codo. Coloque la base más ancha del vendaje debajo del antebrazo, pase el extremo superior por debajo del brazo lesionado y empújelo alrededor del cuello del hombro opuesto.

2. Tome el extremo inferior de la venda y levántela para que envuelva el brazo lesionado. Hazlo coincidir con el extremo colocado previamente detrás del cuello.

3. Haz un nudo en el lado del brazo lesionado y coloca los dos extremos sueltos bajo el nudo para aliviar la presión sobre la piel. Disponga el arnés de manera que la parte delantera pueda apoyar correctamente la mano. El arnés debe extenderse desde el principio del codo hasta el final del dedo meñique.

4. Coge la venda por encima del codo y enróllala hasta que la tela se ajuste bien al codo. Inserta la tela sobrante y enrollada dentro de la venda o, alternativamente, fíjala con un imperdible.

5. Compruebe la circulación de los dedos cada 10 minutos y afloje el vendaje si es necesario.

CONCLUSIONES

Por desgracia, en la vida cotidiana es posible encontrarse con situaciones en las que es necesario conocer las principales técnicas y procedimientos de primeros auxilios.

Ser consciente de lo que hay que hacer cuando se producen accidentes, lesiones o condiciones médicas de emergencia puede marcar la diferencia en la vida de otras personas, aumentando exponencialmente sus posibilidades de recuperación o supervivencia.

El objetivo de este manual es proporcionar una herramienta al alcance de todos, que sea fácil de utilizar incluso para quienes no han estudiado medicina ni han hecho cursos de primeros auxilios.

Es un libro listo para usar que puede llevarse siempre: en la maleta, en el coche, de acampada o en casa. Siempre estará disponible para cualquier duda o urgencia médica que se le presente, ya sea por voluntad propia o por obligación legislativa. De hecho, es importante recordar que incluso el Código Penal establece que "es deber de todo ciudadano prestar auxilio a una persona herida o en peligro, y avisar inmediatamente a las autoridades".

 Ayudar a una persona en apuros es el deber de todos nosotros, pero gracias a este libro, dispondrá de útiles herramientas adicionales que le permitirán aprender y comprender qué síntomas, evaluaciones e intervenciones poner en práctica en todas las circunstancias.